U0339516

Darin R. Goldman / Nadia K. Waheed / Jay S. Duker

Atlas of Retinal OCT

视网膜光学相干断层扫描图谱

达林·R.哥德曼

主　编　〔美〕娜蒂娅·K.瓦希达

杰伊·S.杜克

主　审　王建华

主　译　邵　毅　谭　钢

天 津 出 版 传 媒 集 团

天津科技翻译出版有限公司

著作权合同登记号：图字：02-2019-118

图书在版编目(CIP)数据

视网膜光学相干断层扫描图谱／(美)达林·R. 哥德
曼(Darin R. Goldman), (美)娜蒂娅·K.瓦希达
(Nadia K. Waheed), (美)杰伊·S. 杜克
(Jay S. Duker)主编;邵毅,谭钢主译. — 天津：天
津科技翻译出版有限公司, 2021.9
书名原文：Atlas of Retinal OCT
ISBN 978-7-5433-4070-1

Ⅰ.①视… Ⅱ.①达… ②娜… ③杰… ④邵… ⑤谭
… Ⅲ.①眼病-计算机X线扫描体层摄影-诊断-图谱
Ⅳ.①R816.97-64

中国版本图书馆 CIP 数据核字(2021)第 130727 号

Elsevier (Singapore) Pte Ltd.
3 Killiney Road, #08-01 Winsland House I,
Singapore 239519
Tel：(65)6349-0200；Fax：(65)6733-1817

注 意

本译本由天津科技翻译出版有限公司完成。相关从业及研究人员必须凭借其自身经验和知识对文中描述的信息数据、方法策略、搭配组合、实验操作进行评估和使用。由于医学科学发展迅速,临床诊断和给药剂量尤其需要经过独立验证。在法律允许的最大范围内,爱思唯尔、译文的原文作者、原文编辑及原文内容提供者均不对译文或因产品责任、疏忽或其他操作造成的人身及(或)财产伤害及(或)损失承担责任,亦不对由于使用文中提到的方法、产品、说明或思想而导致的人身及(或)财产伤害及(或)损失承担责任。

授权单位：Elsevier(Singapore)Pte Ltd.
出　　版：天津科技翻译出版有限公司
出 版 人：刘子媛
地　　址：天津市南开区白堤路 244 号
邮政编码：300192
电　　话：(022)87894896
传　　真：(022)87895650
网　　址：www.tsttpc.com
印　　刷：山东临沂新华印刷物流集团有限责任公司
发　　行：全国新华书店
版本记录：889mm×1194mm　16 开本　15.5 印张　320 千字
　　　　　2021 年 9 月第 1 版　2021 年 9 月第 1 次印刷
　　　　　定价：198.00 元

(如发现印装问题,可与出版社调换)

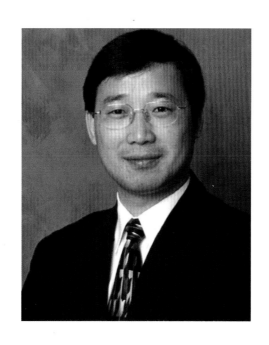

　　王建华,医学博士,教授,现任美国 Bascom Palmer 眼科医院教授(终身制),为光学相干断层扫描(OCT)研发创始人之一。毕业于加拿大滑铁卢大学,获博士学位。他主要从事的研究领域为 OCT 技术的研发及其临床应用。王建华教授目前领导一个先进的眼成像和应用实验室,研究领域涵盖角膜和视网膜。他曾参与研发和搭建多种 OCT 系统,如超高分辨率 OCT、超长深度扫描 OCT、双通道 OCT、磁场 OCT,以及基于 CMOS 相机的超高速 OCT 等。最近还在功能 OCT 的研究上取得了成果,搭建了血氧饱和度 OCT。王建华教授曾在 *Ophthalmology、Investigative Ophthalmol & Visual Science、Am J Ophthalmol、Biomed Opt Express、J Biomed Opt、J Refract Surg、Cornea、Eye & Contact Lens* 等杂志发表 SCI 论文 160 余篇。同时,王建华教授还担任 *Investigative Ophthalmology & Visual Science* 等眼科顶尖杂志的审稿人。

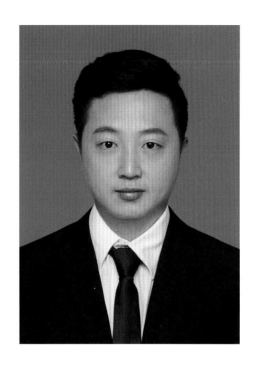

邵毅,医学博士,主任医师,教授,博士研究生导师,博士后指导老师,南昌大学第一附属医院眼科副主任,井冈学者,赣江学者,美国 Bascom Palmer 眼科医院访问学者。

目前为美国 ARVO 会员、美国眼科学会会员、欧洲 EVER 会员、中国干眼协会委员、海峡两岸医药卫生交流协会眼科学专业委员会委员、海归医师协会转化医学青年委员会副主任委员、中国微循环学会转化医学专业委员会副主任委员、中国医药教育协会智能医学专委会智能眼科学组常务委员、中国医师协会眼科医师分会青年委员和病理学组委员、中国中药协会眼保健中医药技术专业委员会委员、国家自然科学基金项目评审、江西省青年高层次储备人才、江西省"百人远航工程"培养对象、江西省杰出青年、南昌大学"青年岗位能手"、江西省"主要学科学术和技术带头人"培养对象、江西省"百千万人才工程"入选者、江西省科技奖励评审专家,同时还承担 20 家 SCI 期刊副主编、编委及审稿工作。

在 *JAMA Ophthalmology* 等眼科杂志发表 SCI 论文共 200 余篇, 北大核心期刊发表论文 260 余篇,包括述评 24 篇。主持国家自然科学基金、省自然基金重大项目等 32 项,在 ARVO、WOC 等国际会议发言 30 余次,获国家专利 24 项,主编眼科专业书籍 38 部,参编国家卫生健康委员会相关教材 6 部,疾病专家共识 8 部。曾获中国医药协会科学技术二等奖,江西省科技进步二等奖和江西省医学科技奖二等奖、三等奖等,同时获得美国 ARVO 奖学金。

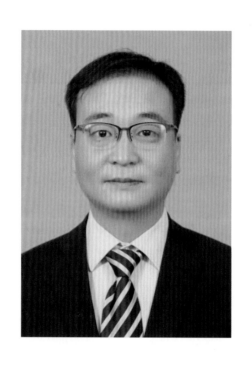

　　谭钢,医学博士,主任医师,教授,硕士研究生导师,南华大学附属第一医院眼科主任,英国伦敦皇家医院访问学者。任海峡两岸医药卫生交流协会眼科学专业委员会委员、中国医师协会眼科医师分会眼表与干眼学组委员、中国中药协会眼保健中医药技术专业委员会委员、中国医学装备协会眼科专业委员会委员。担任《中华眼科医学杂志(电子版)》《中南医学科学杂志》《眼科学报》编委。

　　发表眼科专业SCI论文及核心期刊论文40余篇,参编眼科专著2部。主持过国家自然科学基金项目、湖南省科技计划项目、湖南省教育厅优秀青年基金项目、湖南省卫生健康委员会科技计划项目。曾获湖南医学科技奖三等奖。

译者名单

主　审　王建华

主　译　邵　毅　谭　钢

副主译　申　眉　李　娟　魏雁涛　姜　楠　向楚琪

译　者　(按姓氏汉语拼音排序)

葛倩敏　南昌大学第一附属医院

龚滢欣　复旦大学医学院

姜　楠　复旦大学附属中山医院

兰东怡　复旦大学医学院

黎　彪　萍乡市人民医院

李　娟　陕西省眼科医院

李楚齐　南昌大学江西医学院

李秋玉　南昌大学第一附属医院

梁荣斌　南昌大学第一附属医院

廖许琳　香港中文大学眼科学与视觉科学系

林　启　南昌大学第一附属医院

刘力齐　南昌大学江西医学院

刘荣强　广州医科大学附属第一医院

刘文凤　复旦大学附属中山医院

潘逸聪　南昌大学第一附属医院

裴重刚　南昌大学第一附属医院

容　蓉　中南大学湘雅医院

邵　毅　南昌大学第一附属医院

申　眉　中山大学中山眼科中心

石文卿　复旦大学医学院

舒会叶　南昌大学第一附属医院

谭　钢　南华大学第一附属医院

王建华　美国 Bascom Palmer 眼科医院

王怡欣　英国卡迪夫大学眼科学与视觉科学系

魏雁涛　中山大学中山眼科中心

向楚琪　中山大学中山眼科中心
徐云芳　南昌大学第一附属医院
杨启晨　四川大学华西医院
叶　蕾　三峡大学附属人民医院
张丽娟　南昌大学第一附属医院
张梦瑶　南昌大学江西医学院
朱佩文　复旦大学附属眼耳鼻喉科医院

Darin R. Goldman MD
Partner, Retina Group of Florida
Affiliate Associate Professor
Charles E. Schmidt College of Medicine
Florida Atlantic University
Boca Raton, FL, USA

Nadia K. Waheed MD, MPH
Assistant Professor of Ophthalmology
New England Eye Center
Tufts Medical Center
Tufts University School of Medicine
Boston, MA, USA

Jay S. Duker MD
Director, New England Eye Center
Professor and Chairman
Department of Ophthalmology
Tufts Medical Center
Tufts University School of Medicine
Boston, MA, USA

A YASIN ALIBHAI, MD

OCT Research fellow, Ophthalmology, New England Eye Center, Tufts Medical Center, Boston, Massachusetts, USA

CAROLINE R. BAUMAL, MD

New England Eye Center, Tufts Medical Center, Boston, Massachusetts, USA

SHILPA DESAI, MD, FRCP

Assistant Professor, Ophthalmology, New England Eye Center/Tufts University Medical Center, Boston, MA, USA

IVANA N. DESPOTOVIC, MD

New England Eye Center, Tufts University School of Medicine, Boston, MA, USA

JAY S. DUKER, MD

Director, New England Eye Center, Professor and Chairman, Department of Ophthalmology, Tufts Medical Center, Tufts University School of Medicine, Boston, MA, USA

DANIELA FERRARA, MD, PhD

Assistant Professor of Ophthalmology, Tufts University School of Medicine, Boston, MA, USA

DARIN R. GOLDMAN, MD

Partner, Retina Group of Florida, Affiliate Associate Professor, Charles E. Schmidt College of Medicine, Florida Atlantic University, Boca Raton, FL, USA

NORA W. MUAKKASSA, MD

New England Eye Center, Tufts Medical Center, Hospital de Olhos do Paraná, Curitiba, Brazil

CARLOS A. MOREIRA NETO, MD, PhD

New England Eye Center, Tufts Medical Center, Hospital de Olhos do Paraná, Curitiba, Brazil

EDUARDO A. NOVAIS, MD

Department of Ophthalmology, Federal University of São Paulo, School of Medicine, São Paulo, Brazil

CARL REBHUN, BA

New England Eye Center, Tufts Medical Center, Tufts University School of Medicine, Boston, USA

LUIZ ROISMAN, MD

Department of Ophthalmology, Federal University of São Paulo, School of Medicine, São Paulo, Brazil

EDUARDO UCHIYAMA, MD

Retina Group of Florida, Boca Raton, FL, USA

NADIA K. WAHEED, MD, MPH

Assistant Professor of Ophthalmology, New England Eye Center, Tufts Medical Center, Tufts University School of Medicine, Boston, MA, USA

中文版序言

很高兴能为邵毅博士和谭钢博士主译的《视网膜光学相干断层扫描图谱》一书作序。

本书内容全面翔实，每章都围绕多个不同复杂程度的实际病例，仔细地讲解光学相干断层扫描(OCT)在诊断视网膜病变中的应用。本书使用 OCT 诊断的视网膜病变包括黄斑病变、血管闭塞病变、炎症病变、肿瘤、外伤等多种视网膜常见病变，是眼底医生的必读之作。

本书原著 Darin R. Goldman、Nadia K. Waheed 和 Jay S. Duker 三人致力于 OCT 的研究，联合其同事共同收集了临床生涯中遇到的大量病例，详细记录了 OCT 诊疗的过程，整理汇编了这部《视网膜光学相干断层扫描图谱》，旨在为更多临床眼科医生提供实用的参考。

因此，我非常推荐眼底医生，以及想要了解 OCT 的眼科医生，将这本《视网膜光学相干断层扫描图谱》专著作为教科书来学习研读。

　　视网膜病变是最常见的，也是不易诊断的眼科疾病，是近年来眼科学发展极为迅速的学科之一。视网膜病变的发生与发展是互相联系及相互影响的，必须从诊断到病程监测上认识此类疾病，才能使临床的诊疗水平获得进一步提高。

　　随着光学相干断层扫描(OCT)研究方面取得重大突破，新的技术和设备不仅可以更为直观地观察病变特征，同时对治疗也有很大的帮助。新的 OCT 概念、技术和设备仍在不断出现。对于我国眼科医生来说，迫切需要一本教科书式的指导书籍。所以当读到这本书时，我非常激动。

　　我衷心地感谢本书作者 Darin R. Goldman、Nadia K. Waheed 和 Jay S. Duker 对我的理解，同意我将他们的著作译为中文版在国内出版、发行。希望本书能为我国 OCT 诊断视网膜疾病的发展和进步做出贡献。

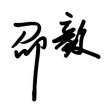

前　言

　　光学相干断层扫描(OCT)在眼科学检查中的作用愈加重要。OCT可用于眼科综合检查,尤其是与视网膜相关的部分。尽管OCT是一项相对年轻的技术,但已受到了广泛认可。因为OCT检查是非侵入式的,而且图像采集过程操作简单,同时还能提供丰富的信息。传统的OCT图片所包含的信息量非常丰富,但是如何识别这些信息,对于初学者甚至是经验丰富的临床医生来说都是一项挑战。

　　这本图谱起源于《视网膜OCT手册》(*Handbook of Retinal OCT*),其在图片和内容上对手册进行了补充,但同时又保留了读者熟悉的手册布局。本图谱可以作为对之前文字的补充,也可以单独作为参考。本图谱包括大量视网膜疾病,重点放在了最适合使用OCT的临床疾病上。同时也涵盖了特殊的、不太常见的OCT影像。每一种疾病都采用了大量高质量的OCT图片进行说明,从而突出疾病病理学影像并帮助疾病诊断。同时包括眼底照相和荧光素血管造影等额外的成像模式,作为OCT检查结果的补充。

　　这本图谱为读者提供了高质量、易懂的图片,从而帮助医生将OCT影像与对患者疾病的评估和护理联系起来。该图谱旨在让初学者与临床专家更容易理解OCT。我们希望本图谱可以成为读者们方便、实用的一本临床参考书。

致　谢

　　本书的完成要归功于不同团队和个人的努力。首先，本图谱的图片来自许多患者。我们衷心感谢这些患者的信任，让我们开展诊治。其次，我们拥有经验丰富的摄影师和技师，他们是来自塔夫斯医疗中心的新英格兰眼科中心和佛罗里达州的视网膜团队，他们拍摄了本图谱的大部分OCT图片。这些高质量的图片展现了他们的专业性。我们同样感谢本图谱的合作作者，是他们创作了不同的章节。再次，感谢我们的团队为本书提供珍贵的病例及影像资料。我们特别感谢Chris医生以及对最终稿件提出宝贵意见的人。最后，我们由衷感谢Elsevier的团队，Elsevier的员工非常专业而且经验丰富，尤其是Russell Gabbedy、Humayra Rahman Khan、Joshua Mearns和Andrew Riley，他们对本书的完成至关重要。

献　词

献给我亲爱的 Candice，她用爱、勇气和坚定的信念对待她在生活中遇到的一切，始终如一。献给我的女儿 Rona，她给我们的生活增添了许多的欢乐。

——达林·R. 哥德曼

献给 Jujie、Memsie 和 Ammi，没有他们的努力，这本书不可能存在。

——娜蒂娅·K. 瓦希达

献给新英格兰眼科中心的同事们，在过去的 3 年中，他们一直帮助我将新技术应用于眼科诊疗领域。

——杰伊·S. 杜克

目 录

第 1 部分

正常光学相干断层扫描

正常视神经

Carlos A. Moreira Neto, Carl Rebhun

谱域 OCT(SD-OCT)设备有两种扫描模式用于分析视乳头(ONH):容积扫描和线状扫描。

容积扫描

容积扫描获得一组以 ONH 为中心的容积数据集。它描述了视盘边缘和视盘表面轮廓,并被分割以获得视网膜神经纤维边界。每种设备都有自己的扫描方式。Cirrus HD-OCT 能够识别视盘的中心,并在这个位置上创建一个直径为 3.46mm 的正圆,并计算视网膜神经纤维层(RNFL)的厚度。海德堡 Spectrails 在 ONH 环扫一个直径为 3.4mm 的圆柱形 (Duker, Waheed & Goldman 2014)。Optovue RTVue 的 ONH 扫描方式由一个带有圆形和径向扫描的网格模式组成,在视神经周围获得 4mm×4mm 的容量。由于各机器围绕 ONH 中心测量圆的直径不同,所以机器之间 RNFL 的测量不具有可比性(Duker 等,2014)。

视网膜神经纤维层厚度(RNFL)

SD-OCT 设备计算的 RNFL 厚度为内界膜到 RNFL 层外侧的距离(图 1.1)。

神经节细胞复合体

神经节细胞复合体(GCC)由视网膜内层中三层组成:视神经纤维层、神经节细胞层和内丛状层。以中心凹为扫描中心,与正常人数据库相比,软件将结果显示为彩色编码的地图(图 1.2)。

视神经形态学

SD-OCT 装置也用于视神经直径、面积、视杯和视盘的测量(见图 1.1)。每项测量都因年龄(Cavallotti 等,2002)和种族(Girkin,2008)而异。根据 Budenz 等(2007)的说法,正常人群的 RNFL 平均厚度为 100.1μm。RNFL 厚度随年龄降低。白种人的 RNFL 厚度略薄于西班牙裔或亚洲人。视盘面积较小的人 RNFL 厚度也较薄。

线状扫描

为了得到更高分辨率的 ONH 结构图像和发现解剖异常,线状扫描提供一次或一系列类似于黄斑部的高分辨率 B-扫描(图 1.3)。

OCT 血管造影(OCTA)(图 1.4)有助于更好地了解视盘血管和乳头周围血管密度。这些信息有助于更好地了解血管因素对 RNFL 结构的影响。

参考文献

Budenz DL, Anderson DR, Varma R, et al. Determinants of normal retinal nerve fiber layer thickness measured by Stratus OCT. *Ophthalmology*. 2007;114(6):1046–1052.

Cavallotti C, Pacella E, Pescosolido N, et al. Age-related changes in the human optic nerve. *Can J Ophthalmol*. 2002;37(7):389–394.

Duker JS, Waheed NK, Goldman DR. *Scanning Principles. Handbook of Retinal OCT*. St Louis: Elsevier; 2014.

Girkin CA. Differences in optic nerve structure between individuals of predominantly African and European ancestry: Implications for disease detection and pathogenesis. *Clin Ophthalmol*. 2008;2(1):65–69.

ONH 和 RNFL OU 分析:视盘面积 200mm×200mm   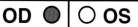 **OD** ● | ○ **OS**

RNFL 厚度地图

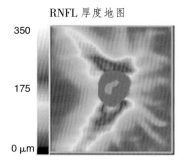

350

175

0 μm

⚠	OD	OS
视网膜神经纤维层平均厚度	102 μm	X
视网膜神经纤维层对称性	X	
盘沿面积	1.88 mm²	X
视盘面积	2.17 mm²	X
杯盘比均值	0.36	X
垂直杯盘比	0.32	X
	0.009 mm³	X

RNFL 偏移地图

神经视网膜视盘厚度

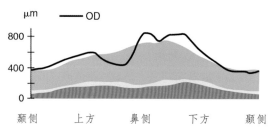

μm ── OD

800

400

0

颞侧   上方   鼻侧   下方   颞侧

视盘中心 (0.09, 0.12) mm

水平横断面扫描图

RNFL 厚度

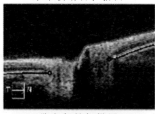

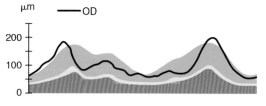

μm ── OD

200

100

0

颞侧   上方   鼻侧   下方   颞侧

纵向断层扫描图

多样性:
正态分布

NA   95%   5%   1%

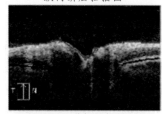

121

86 T S N 72

I

129

RNFL 象限图

RNFL 环形断层扫描图

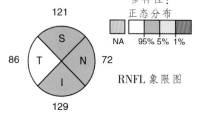

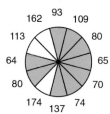

162 93 109

113   80

64   65

80   70

174 137 74

RNFL 钟表图

图 1.1 用 SD-OCT 测量正常人视乳头周围 RNFL、神经视网膜边缘厚度和视盘面积。

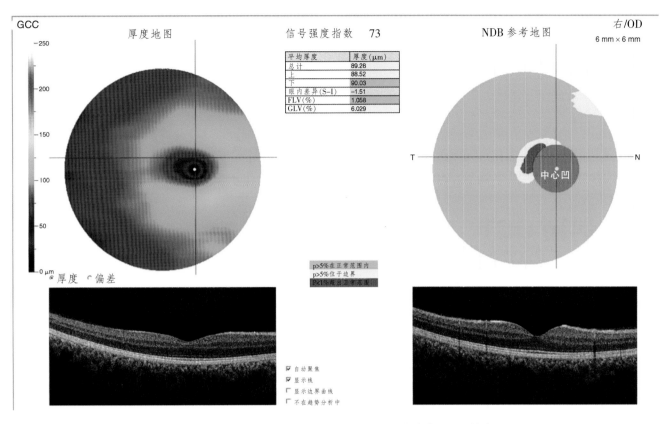

图 1.2　使用 SD-OCT 拍摄的正常人神经节细胞复合体(GCC)伪彩图。

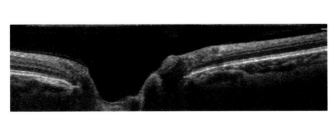

图 1.3　视乳头处的线性扫描。

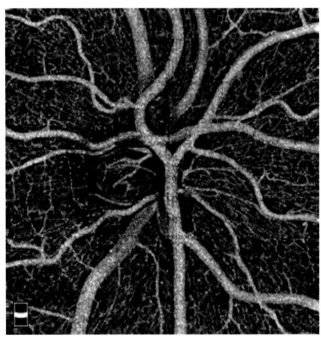

图 1.4　视乳头处的血管造影图像(3mm×3mm 范围)。

第 2 章

正常视网膜

Carlos A. Moreira Neto, Carl Rebhun

2.1 时域 OCT

Huang 等(1991)获得的第一张 OCT 图像,当时的时域 OCT 技术基于光的干涉现象以及波粒二象性获得图像。而单条 A-扫描图像是由参考臂、可移动的机械振镜等装置获得。而多张 A-扫描图像线性集合获得 B-扫描图像(Duker 等,2014)。

参考文献

Huang D, Swanson EA, Lin CP, et al. Optical coherence tomography. *Science*. 1991;254(5035):1178–1181.

Duker JS, Waheed NK, Goldman DR. Scanning principles. In: *Handbook of Retinal OCT*. St Louis: Elsevier; 2014.

2.2　谱域 OCT

摘要

在谱域 OCT(SD-OCT)中,参考臂和样品臂之间的光谱干涉图是由光谱仪和阵列探测器同时得到的。与时域(TD)-OCT 不同,SD-OCT 不需要物理移动的参考镜,而以频率信息产生干扰图案代替。这使得相比 TD-OCT,它能够更快地获取并且获得更高质量的图像。

SD-OCT 提供的高分辨率使视网膜与光学切面显微成像效果类似(图 2.2.1),比 TD-OCT 显示得更为精细。

由于视网膜色素上皮(RPE)在 OCT 成像时具有高度反射性,使得光只能有限穿透,从而降低了脉络膜的分辨率(Schuman,Fujimoto & Duker, 2013)。使用 SD-OCT 测量,正常中心凹厚度为(225±17)μm,但视网膜厚度会随年龄和视网膜状态的不同而不同。

参考文献

Schuman J, Fujimoto J, Duker J. *Optical Coherence Tomography of Ocular Diseases*. 3rd ed. Thorofare NJ: Slack Inc.; 2013.

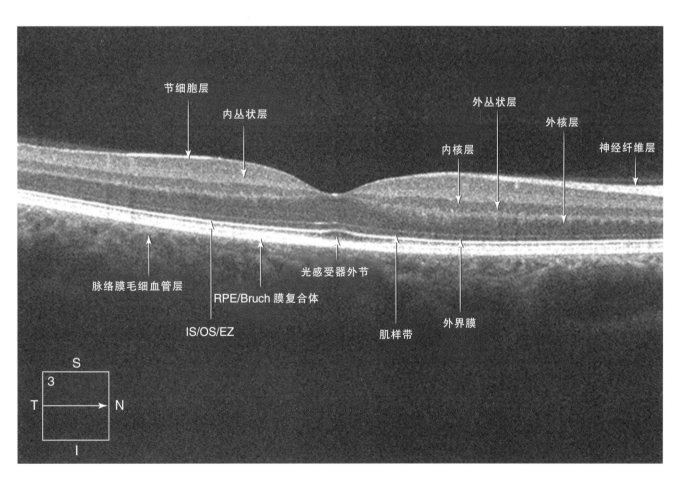

图 2.2.1　正常黄斑 SD-OCT 图像。IS,光感受器细胞内节;OS,光感受器细胞外节;EZ,椭圆体带(光感受器细胞外节线粒体聚集处);RPE,视网膜色素上皮。

2.3   扫频 OCT

摘要

扫频 OCT(SS-OCT)是一种改进的傅里叶域和深度分辨技术,它与 SD-OCT 相比具有潜在的优势,包括在深度上的敏感性更高,检测效率更高,成像范围更广,以及脉络膜穿透性更好(图 2.3.1)。在 SS-OCT 中,窄带光源迅速扫过广泛的频率范围, 在不同的时间点干涉信号由一个或多个接收器采集。

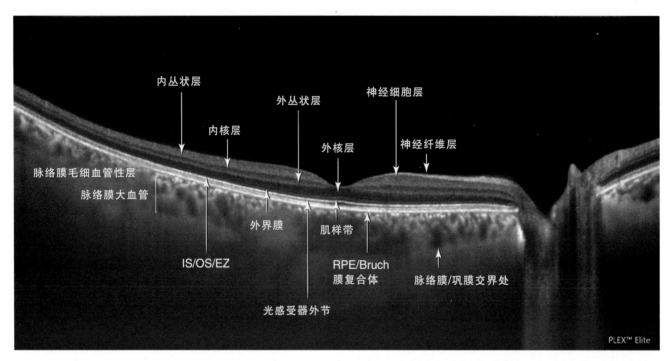

图 2.3.1   正常视网膜 SS-OCT 图像。IS,光感受器细胞内节;OS,光感受器细胞外节;EZ,椭圆体带(光感受器细胞外节线粒体聚集处);RPE,视网膜色素上皮。

摘要

商用 OCT 设备上的增强深度成像(EDI)可生成更高质量的脉络膜图像(图 3.1)。EDI 模式使零平面线更接近脉络膜,从而相比标准的 OCT 扫描方案,它能够更好地显示脉络膜结构和更精确地测量脉络膜厚度。这对某些可能难以显示脉络膜巩膜界面的疾病,如中央浆液性脉络膜视网膜病变来说尤为有效。对正常人和病理过程中的脉络膜厚度进行测量,研究发现两者结果存在很大差异(Fujiwara 等,2012;Margolis & Spaide,2009)。

脉络膜分为三层:脉络膜毛细血管层或较小的血管、Sattler 层,以及 Haller 层即更大的血管(图 3.2)。

参考文献

Margolis R, Spaide RF. A pilot study of enhanced depth imaging optical coherence tomography of the choroid in normal eyes. *Am J Ophthalmol*. 2009;147(5):811–815.

Fujiwara A, Shiragami C, Shirakata Y, et al. Enhanced depth imaging spectral-domain optical coherence tomography of subfoveal choroidal thickness in normal Japanese eyes. *Jpn J Ophthalmol*. 2012;56(3):230–235.

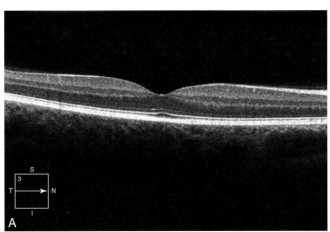
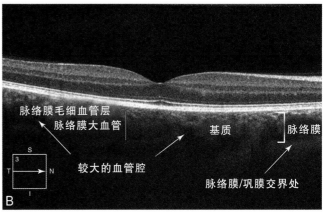

图 3.1 不使用 EDI(A)和使用 EDI(B)的脉络膜视网膜 OCT 图像。

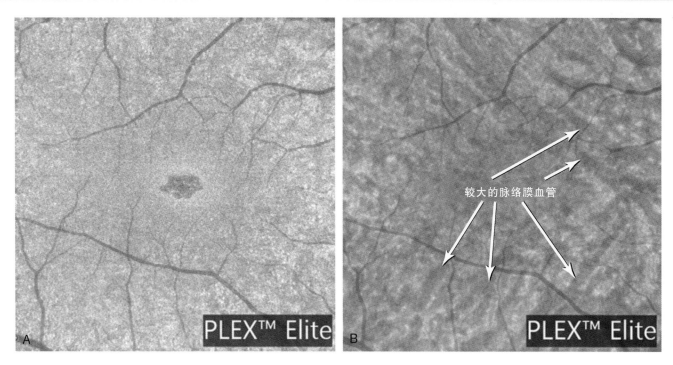

图 3.2 脉络膜毛细血管层(A)和哈勒层、萨特勒层(B)的表面结构 OCT 图像。

摘要

直到最近,玻璃体的解剖结构才能在体内成像。随着 OCT 的应用,更好地观察和理解玻璃体结构已经成为可能。除正常结构外,玻璃体黄斑牵引等异常玻璃体形态已被揭示(Duker 等,2013)。在大多数商用 OCT 设备上,高动态范围的成像以及增强的玻璃体成像技术,使充满流体的空间以及玻璃体胶原及细胞结构可视化。玻璃体碎片的次级特征也经常可在 SD-OCT 上识别出来(图 4.1)。

关键的 OCT 特征

在正常视网膜的 OCT 中,可以观察到以下玻璃体结构:

- 玻璃体后皮质(后透明质)(图 4.2)。
- 玻璃体后间隙:玻璃体后脱离之后形成(图 4.2)。
- 黄斑前囊:由玻璃体液化引起的黄斑上方液体积聚形成的间隙 (图 4.3)。

参考文献

Duker JS, Kaiser PK, Binder S, et al. The International Vitreomacular Traction Study Group classification of vitreomacular adhesion, traction, and macular hole. *Ophthalmology*. 2013;120(12):2611–2619.

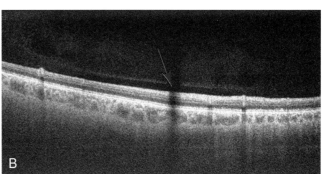

图 4.1　玻璃体不透明区域(箭头)显示为 SD-OCT 上的阴影。

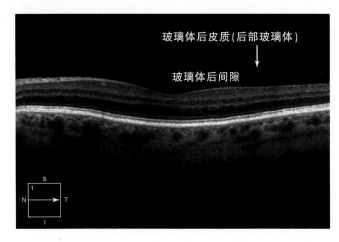

图 4.2　玻璃体后皮质和玻璃体后间隙。

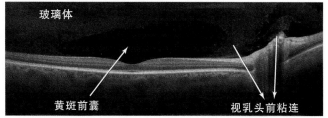

图 4.3　正常人的黄斑前囊 SD-OCT 图像。

OCT:伪影和错误

Carlos A. Moreira Neto, Carl Rebhun

第 **5** 章

5.1 OCT:伪影和错误

由于患者、操作人员或软件因素,在图像获取或分析过程中可能会出现伪影。准确的图像解读取决于图像的质量和对影响 OCT 图像的各种伪影的理解(Duker, Waheed & Goldman, 2014)。

镜像伪影

● 仅发生于谱域(SD)-OCT。

● 发生于想要观察的区域穿过零平面线并产生倒影时。

● 发生原因:

1.OCT 设备探头距离眼睛太近。

2.视网膜曲率过大而穿过零平面线,如视网膜劈裂、视网膜脱离、脉络膜病变加重或高度近视(图 5.1.1)。

晕影

● 当虹膜阻挡一部分 OCT 光束时发生。

● 图像的一侧可见信号丢失 (图 5.1.2)。

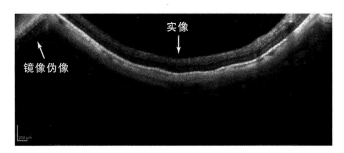

图 5.1.1 发生在高度近视眼中的镜像伪影。

未校准

● 发生于容积扫描过程中,中心凹未居中的情况下(图 5.1.3)。

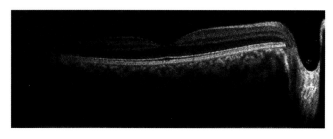

图 5.1.2 晕影:图像左侧的信号丢失。

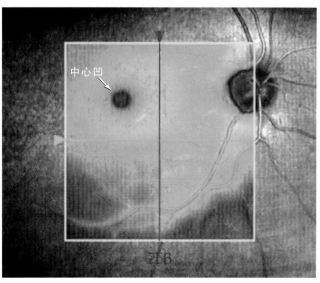

图 5.1.3 未校准偏差。由于旁中心注视导致中心凹不在中心。

13

- 最常见的原因是患者头部固定不良或操作人员将固视点放置错误。
- 在糖尿病性视网膜病变的早期治疗研究(ETDRS)中,为了准确地测出中心凹厚度,扫描方格经常移动。

软件分层错误

- 由于错误地识别内部或外部的视网膜边界,导致 OCT 分割线的绘制发生错误。
- 玻璃体表面紊乱(视网膜前膜、玻璃体黄斑牵引)可引起内界膜断裂。
- 视网膜外/视网膜色素上皮紊乱(老年性黄斑变性、囊样黄斑水肿)可能导致外界膜破裂(图 5.1.4)。

眨眼造成的伪影

- 如果患者在图像采集期间眨眼,则可能造成数据丢失。
- OCT 扫描和容积图都显示黑白条(图 5.1.5)。

眼动造成的伪影

- 扫描获取过程中由于眼睛活动而发生。
- OCT 图像显示同一区域的畸变或双重扫描。
- 血管错位(图 5.1.6)。
- 出现重叠的中心凹。

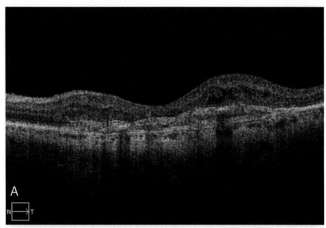

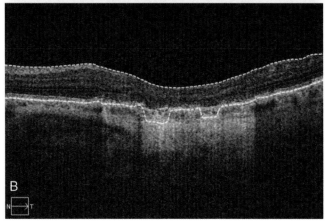

图 5.1.4 脉络膜新生血管引起的软件分层错误(A)和区域性萎缩(B)。

- 由于目前的 OCT 机器上有更好的眼睛跟踪软件,这种情况并不常见。

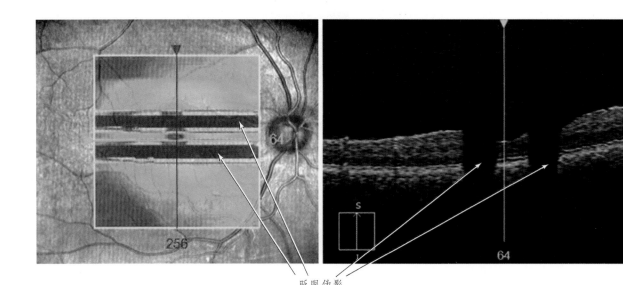

眨眼伪影

图 5.1.5 眨眼造成的伪影。

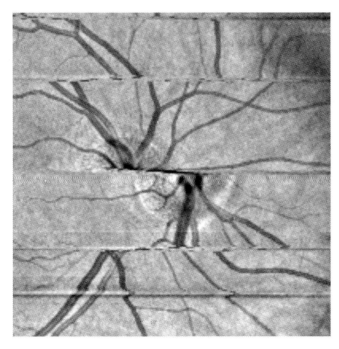

图 5.1.6　眼动造成的伪影。

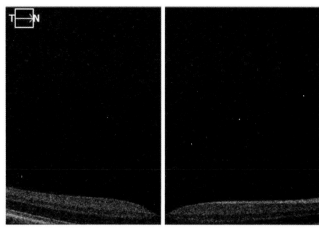

图 5.1.7　超出范围的误差。由于机器在图像采集过程中定位不准，外部视网膜和脉络膜超出了扫描范围。

超出范围的误差

- 当 B-扫描不在预览屏幕的中心，导致其被移出扫描范围时会发生。
- 外部视网膜和脉络膜超出了扫描范围(图 5.1.7)。

参考文献

Duker JS, Waheed NK, Goldman DR. *Artifacts on OCT. Handbook of Retinal OCT.* St Louis: Elsevier; 2014.

5.2 血管伪影造影

伪影在 OCT 血管造影中很常见,识别伪影对于正确的图像解读是非常重要的(Ferrara, Waheed & Duker)。

遮挡造成的伪影(图 5.2.1)

- 遮挡造成的伪影是由影响光线穿透眼睛组织的病变引起的,包括眼前段和眼后段疾病。
- 前段遮挡可由白内障、炎症或角膜瘢痕引起。
- 后段遮挡可由玻璃体积血或炎症、视网膜内或视网膜下出血、色素上皮脱离(PED)或较大的玻璃疣引起。

白线伪影 (图 5.2.2)

- 由横向的眼球运动引起。
- OCT 血管造影伪影的主要原因。

伪阳性的血流

- 眼球轴向移动 (被误认为动脉搏动)。
- 数据集可能错误,从而导致假阳性血流的出现(Ferrara, Waheed & Duker, 2016; Spaide, Fujimoto & Waheed, 2015)。

缝合缺陷(图 5.2.3)

- 与眼动矫正软件相关。
- 由水平和垂直方向的多个扫视造成。

伪阴性血流

- 由低于阈值的血液流动引起。
- 无法探测到应有的血管。

投影伪影(图 5.2.4)

- 浅表血管在深面和脉络膜面上可以看到,而实际上它们并不存在于这些区域中 (Ferrara 等 ,2016; Spaide 等 ,2015)。

血管复制(图 5.2.5)

- X 和 Y 扫描眼动矫正失败的结果。
- 由眼动引起。

分层误差(图 5.2.6)

- 由 PED、黄斑水肿或其他破坏水平排列的正常视网膜结构的病理情况引起。

遮蔽伪影(图 5.2.7)

- 通常出现在脉络膜毛细血管的分层中。
- 由 PED、出血或好絮状玻璃体混浊引起。

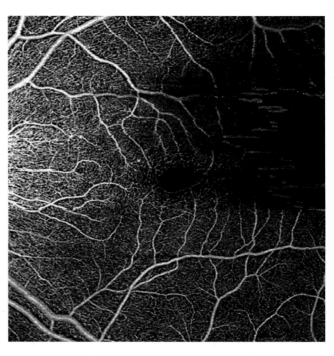

图 5.2.1 遮挡造成的伪影导致信号的局部丢失。

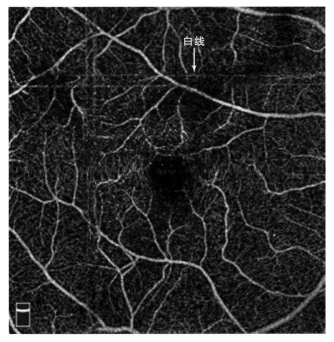
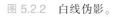

图 5.2.2　白线伪影。

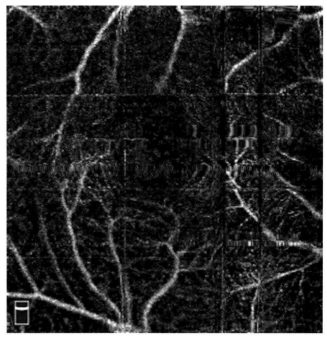

图 5.2.3　缝合缺陷。

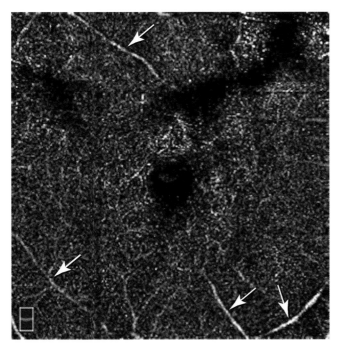

图 5.2.4　深部血管层投影伪影。在深层血管网中可见浅表血管（箭头）。

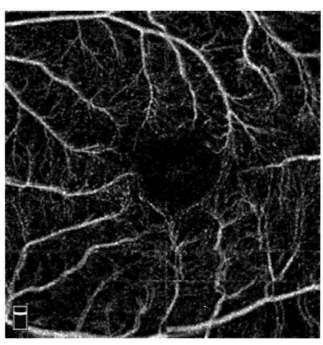

图 5.2.5　血管复制。

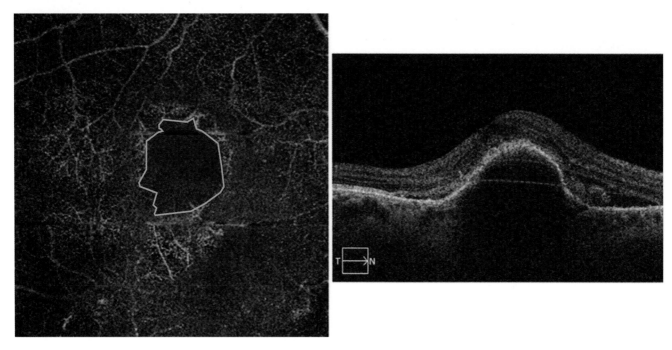

图 5.2.6　色素上皮脱离引起的分层误差(绿线)。

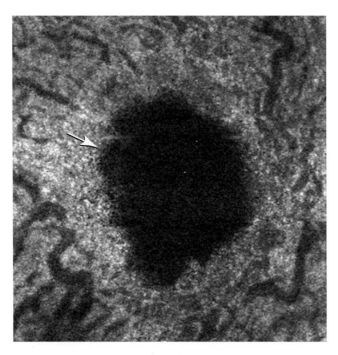

图 5.2.7　脉络膜毛细血管层分层中所产生的遮蔽伪影(箭头)。

参考文献

Ferrara D, Waheed NK, Duker JS. Investigating the choriocapillaris and choroidal vasculature with new optical coherence tomography technologies. *Prog Retin Eye Res*. 2016;52:130–155.

Spaide RF, Fujimoto JG, Waheed NK. Image Artifacts in Optical Coherence Tomography Angiography. *Retina*. 2015;35(11):2163–2180.

(向楚琪　姜楠　李楚齐 译　魏雁涛 校)

第 2 部分

孤立性黄斑疾病

年龄相关性黄斑变性

Ivana N. Despotovic, Daniela Ferrara, A. Yasin Alibhai

第 **6** 章

6.1 玻璃膜疣

摘要

玻璃膜疣是位于视网膜色素上皮层（RPE）和 Bruch 膜之间的细胞外局灶性黄色或白色的异常代谢沉积物。随着年龄的增长而自然发生，通常是无症状的。玻璃膜疣是年龄相关性黄斑变性（AMD）的标志，也是非渗出性 AMD 最常见的早期体征。酯化和未酯化的胆固醇是 AMD 脂质病变的重要组成部分（基础线性沉积物和软性玻璃膜疣），并且组成了 40% 的硬性玻璃膜疣（Curcio 等，2011）。

玻璃膜疣可以根据外观、大小和位置等进行分类。硬性玻璃膜疣较小且具有明显的边缘（图 6.1.2 至图 6.1.6，图 6.1.10 和图 6.1.12）。软性玻璃膜疣是较大的丘状隆起，其直径可能>1000μm，没有明显的边界（图 6.1.1 至图 6.1.4，图 6.1.7 至图 6.1.9 和图 6.1.11）。大量的圆形和点状角质性玻璃膜疣具有"天空中的星星"样外观。角质性玻璃膜疣在 OCT 上呈现为球状或三角形外观（图 6.1.12）。

作为 AMD 病情进展的潜在生物学标志物，OCT 上玻璃膜疣的自然演变过程的影像学特征已得到广泛研究，尽管仍有一些特征尚未得到证实。在横断面 OCT 影像中，玻璃膜疣的一些特征性表现，如玻璃膜疣的形状、内部反射率和亚结构的情况，可作为晚期 AMD 进展风险相关的标志物（Yehoshua 等，2011；Veerappan 等，2016）。玻璃膜疣的大小和融合与 AMD 的进展相关。最近，玻璃膜疣的体积可通过 OCT 算法程序进行评估，该指标可能与疾病进展相关（Abdelfattah 等，2016）。

玻璃膜样色素上皮脱离（PED）由大面积软性玻璃膜疣的融合形成（图 6.1.7，图 6.1.8 和图 6.1.11），并且是 AMD 临床表现的一部分（Casswell，Kohen & Bird，1985）。玻璃膜疣 PED 的患眼具有快速向地图样萎缩（GA）和新生血管性 AMD 发展的趋势（Cukras 等，2010）。

视网膜下玻璃膜疣沉积物（SDD），也称为网状假性疣，可与玻璃膜疣混淆，但实际上是位于 RPE 层上方的明显沉积物（图 6.1.3，图 6.1.4 和图 6.1.10）。OCT 是可以识别和区分 SDD 的成像工具（Suzuki，Sato & Spaide，2014；Zweifel 等，2010）。根据年龄相关眼病研究（AREDS）量表定义，SDD 是眼底黄斑正常的老年人进一步发展成 AMD 的风险因素（Huisingh 等，2016）。依靠自适应光学，图像中被 SDD 覆盖的视锥细胞的可见性降低可能是由于光感受器方向的改变、细胞结构的改变或视锥细胞本身的缺失等，预示着视锥细胞光感受器功能的下降（Mrejen 等，2014）。OCT 图像上具有折射能力的玻璃膜疣（含有小的可折光颗粒的玻璃膜疣）显示出高反射点（许多小的富含磷酸钙的小球），并且似乎是与 RPE 层丢失相关的玻璃膜疣退化阶段，从而促进了 GA 的发展（Suzuki 等，2015）。

要点

- 小玻璃膜疣直径>63μm，中等玻璃膜疣直径介于 63~125μm，大玻璃膜疣>125μm。

- 小玻璃膜疣是正常衰老的产物，和晚期 AMD 进展无关。

- 视网膜下玻璃膜疣沉积物（也称为网状假性玻璃

膜疣)位于 RPE 层上方,并且与晚期 AMD 的进展相关。

- OCT 对玻璃膜疣的鉴别诊断很有价值。

- 研究 OCT 上的特定玻璃膜疣的特征可视为 AMD 进展的生物标志物。

参考文献

Abdelfattah NS, Zhang H, Boyer DS, et al. Drusen volume as a predictor of disease progression in patients with late age-related macular degeneration in the fellow eye. *Invest Ophthalmol Vis Sci.* 2016;57(4):1839–1846.

Casswell AG, Kohen D, Bird AC. Retinal pigment epithelial detachments in the elderly: classification and outcome. *Br J Ophthalmol.* 1985;69(6):397–403.

Cukras C, Agrón E, Klein ML, et al. Age-Related Eye Disease Study Research Group. Natural history of drusenoid pigment epithelial detachment in age-related macular degeneration: Age-Related Eye Disease Study Report No. 28. *Ophthalmology.* 2010;117(3):489–499. doi:10.1016/j.ophtha.2009.12.002.

Curcio CA, Johnson M, Rudolf M, et al. The oil spill in ageing Bruch membrane. *Br J Ophthalmol.* 2011;95(12):1638–1645. doi:10.1136/bjophthalmol-2011-300344.

Huisingh C, McGwin G Jr, Neely D, et al. The Association between subretinal drusenoid deposits in older adults in normal macular health and incident age-related macular degeneration. *Invest Ophthalmol Vis Sci.* 2016;57(2):739–745. doi:10.1167/iovs.15-18316.

Mrejen S, Sato T, Curcio CA, et al. Assessing the cone photoreceptor mosaic in eyes with pseudodrusen and soft Drusen in vivo using adaptive optics imaging. *Ophthalmology.* 2014;121(2):545–551. doi:10.1016/j.ophtha.2013.09.026. [Epub 2013 Oct 30].

Suzuki M, Curcio CA, Mullins RF, et al. Refractile Drusen: Clinical imaging and candidate histology. *Retina.* 2015;35(5):859–865. doi:10.1097/IAE.0000000000000503.

Suzuki M, Sato T, Spaide RF. Pseudodrusen subtypes as delineated by multimodal imaging of the fundus. *Am J Ophthalmol.* 2014;157(5):1005–1012.

Veerappan M, El-Hago-Sleiman AM, Chiu SJ, et al. Optical coherence tomography reflective drusen substructures predict progression to geographic atrophy in age-related macular degeneration. *Ophthalmology.* 2016;123(12):2554–2570.

Yehoshua Z, Wang F, Rosenfeld PJ, et al. Natural history of drusen morphology in age-related macular degeneration using spectral domain optical coherence tomography. *Ophthalmology.* 2011;118(12):2434–2441.

Zweifel SA, Spaide RF, Curcio CA, et al. Reticular pseudodrusen are subretinal drusenoid deposits. *Ophthalmology.* 2010;117(2):303–312.

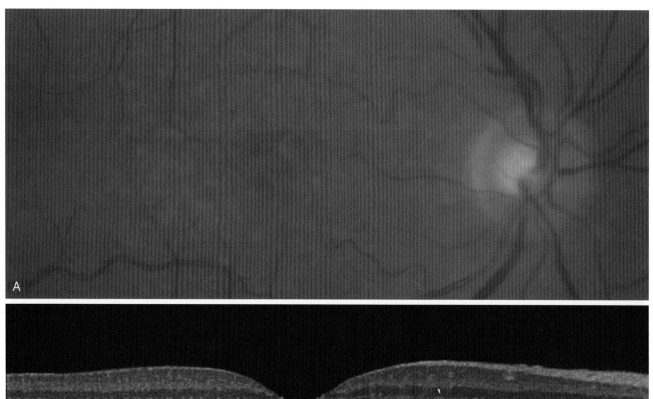

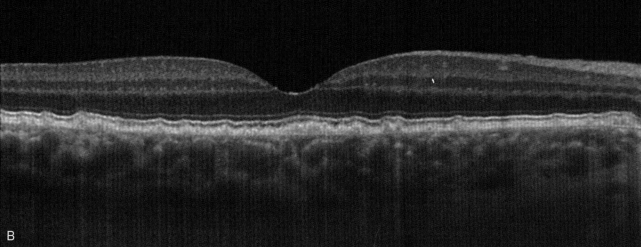

图 6.1.1　(A)具有模糊边缘的软玻璃膜疣的彩色眼底照片。(B)横断面 OCT 显示软性玻璃膜疣。

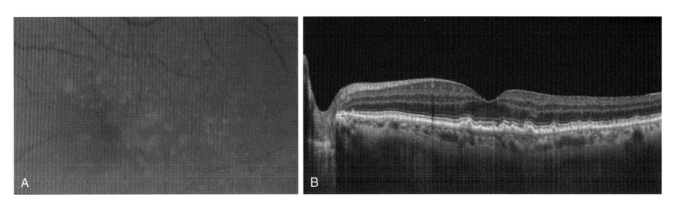

图 6.1.2　(A)多个大的软性玻璃膜疣和有明显边界的小硬性玻璃膜疣的彩色眼底照片。网状假性玻璃膜疣位于黄斑的上部。(B)
OCT B-扫描显示融合的软性玻璃膜疣和少量硬性玻璃膜疣。

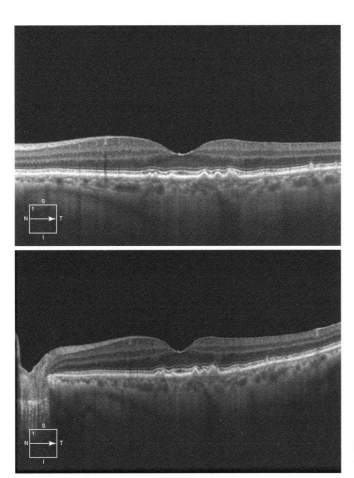

图 6.1.3　图 6.1.2 中同一眼的 OCT B-扫描。除了融合的软性
玻璃膜疣和少量硬性玻璃膜疣之外,在图像的右边可以看到网
状假性玻璃膜疣,这在图 6.1.2 中也是可见的。

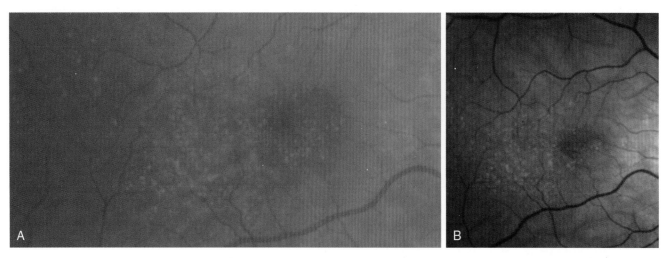

图 6.1.4　(A)彩色眼底照片显示硬性玻璃膜疣和软性玻璃膜疣,以及网状假性玻璃膜疣。(B)同一眼的无红光眼底照相。

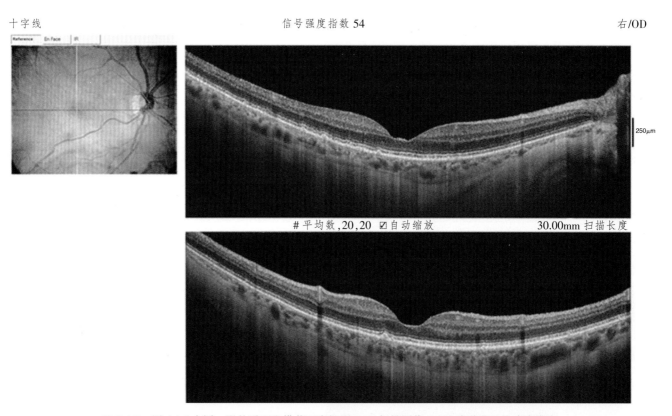

图 6.1.5　图 6.1.4 中同一眼的平面和横截面宽视野 OCT 扫描图像,可以看到明显的玻璃膜疣。

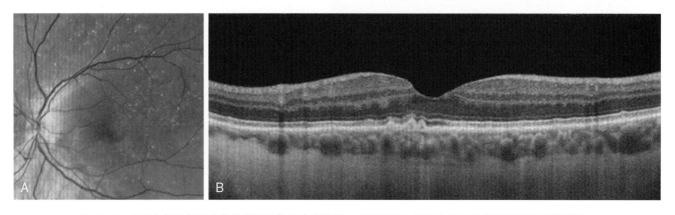

图 6.1.6　(A)彩色眼底照片中的硬性和软性玻璃膜疣。(B)OCT B-扫描中显示的硬性和软性玻璃膜疣。

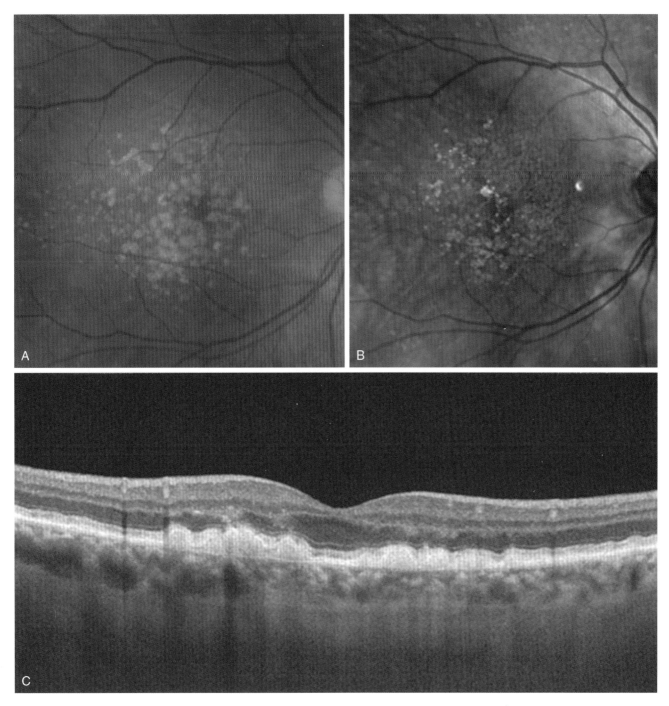

图 6.1.7　(A)彩色眼底照片中多个融合成片的大的软性玻璃膜疣。(B)同一只眼的近红外成像。(C)OCT B-扫描显示融合的软性玻璃膜疣和玻璃膜疣色素上皮细胞层脱离。

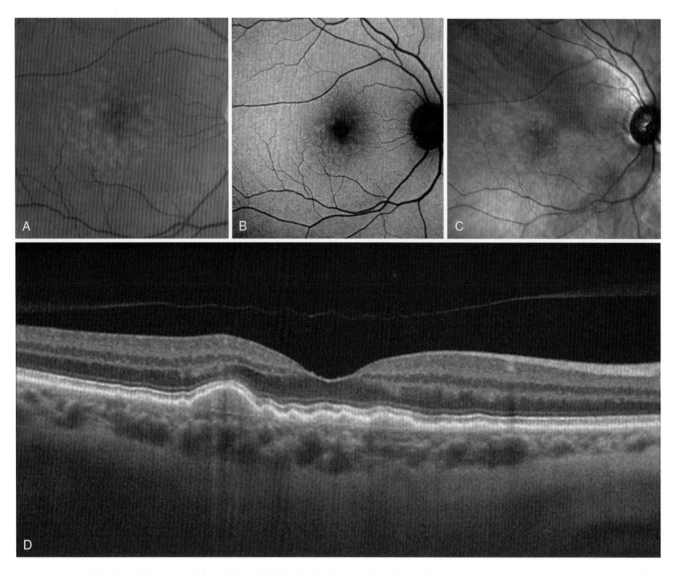

图 6.1.8　(A)彩色眼底照片中多个融合成片的大的软性玻璃膜疣。(B)眼底荧光造影。(C)同一眼的蓝光反射。(D)OCT B-扫描显示伴有玻璃膜疣色素上皮细胞层脱离的融合的软性玻璃膜疣。也可见后玻璃膜。

图 6.1.10　(A)彩色眼底照片中的硬性玻璃膜疣和大的软性玻璃膜疣。在黄斑的颞上方可见网状假性玻璃膜疣。(B)同一眼的无红光眼底图像。(C)近红外成像,显示网状假性玻璃膜疣的网格状结构。(D)OCT B-扫描显示玻璃膜疣和网状假性玻璃膜疣。(E)荧光素血管造影显示被染色的玻璃膜疣。(F)吲哚菁绿血管造影显示与玻璃膜疣和网状假性玻璃膜疣相关的弱荧光和强荧光影像。

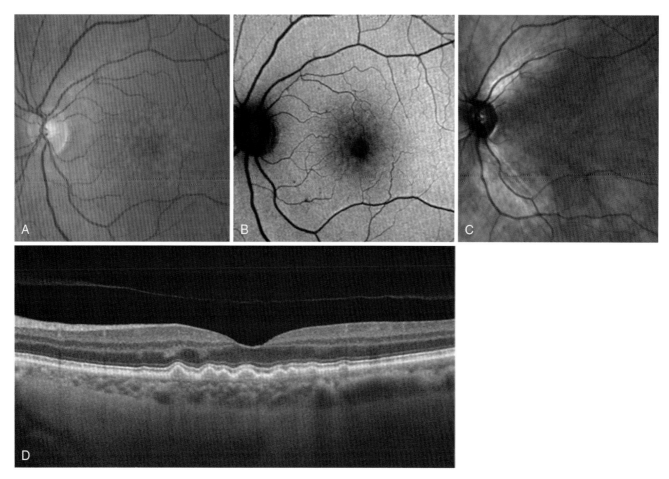

图 6.1.9　(A)图 6.1.8 中同一患者的对侧眼的彩色眼底照片,显示多个融合的大的软性玻璃膜疣。眼底荧光造影(B)和同一眼的蓝光反射(C)。(D)OCT B-扫描显示融合的软性玻璃膜疣。也可见后玻璃膜。

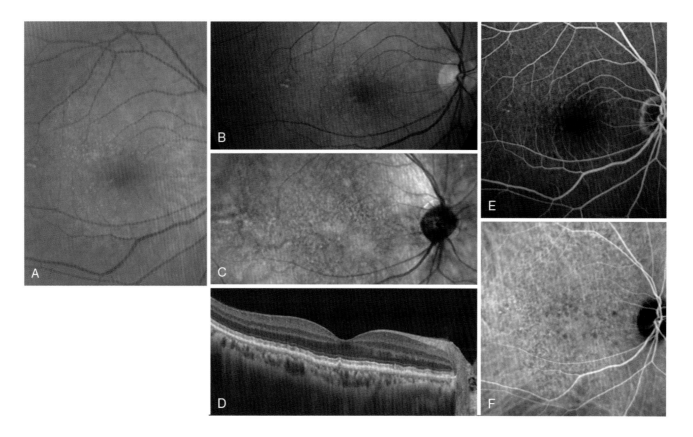

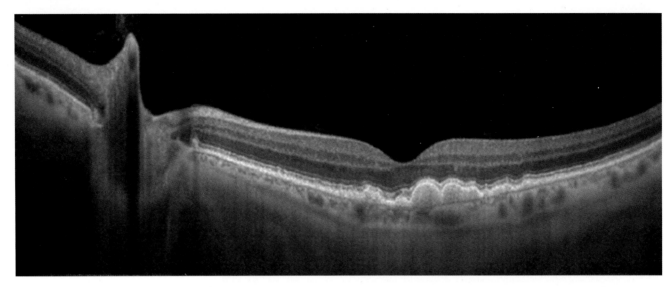

图 6.1.11　宽视野 12mm 横断面 OCT B-扫描显示大的融合成片的软性玻璃膜疣，同时伴有玻璃膜疣色素上皮层脱离。

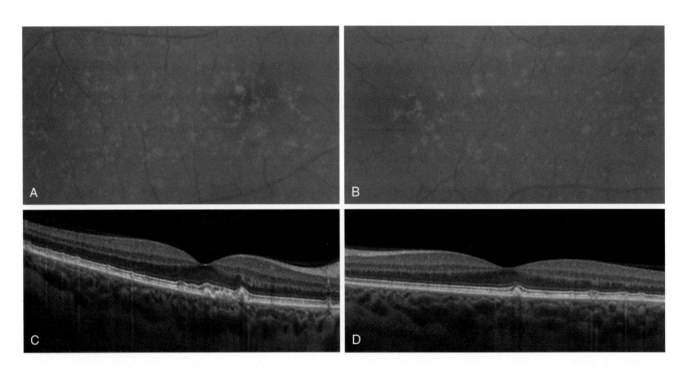

图 6.1.12　(A)和(B)为硬性玻璃膜疣和表皮簇状玻璃膜疣的彩色眼底照片。(C)和(D)为同一患者的 OCT B-扫描，显示玻璃膜疣是紧密包裹的钝三角形。

6.2　地图样萎缩

摘要

GA 的特征是 RPE 层具有明显分界线,呈色素减退或脱色素的圆形或椭圆形分区(图 6.2.1 和图 6.2.2,图 6.2.4 至图 6.2.6)。在 GA 区域的脉络膜血管比邻近区域更易于观察。文献中描述的 GA 的最小病变直径各有差异,但许多作者认同其直径必须至少为 175μm。GA 的明显萎缩不仅限于 RPE 层,还涉及光感受器层和脉络膜毛细血管层。导致 GA 发生发展的病理学过程尚不明确。GA 是一个缓慢进展的过程,并且在大多数情况下,中心凹最初是不受影响的。玻璃膜疣退化可能是向 GA 进展的一个标志(Schlanitz 等,2017)。根据目前修订的分类方案,GA 是晚期 AMD 的一种表现,即使中心凹不受影响,但病变会导致视功能不可逆的丧失(Ferris 等,2013)。

通过增加 RPE 层下方的 OCT 反射信号的传输可以看出色素减退的情况。然而,OCT 上的所谓"增强传输信号"与 RPE 层及光感受器层、脉络膜层中的细胞丢失显著相关,并且被认为是 OCT 断层成像上对 GA 的定义(图 6.2.2 至图 6.2.6)。

"初发期 GA"是基于 OCT 检查结果定义的新概念。它被认为是与玻璃膜疣相关的 GA 病变的前体,并在临床检查或其他成像检查发现 GA 明显的病变之前在 OCT 上已经得到确认。在内核层和外核层水平出现异常时,初发期 GA 会出现相关的独特的断层成像特征,当出现色素异常相关并且在对侧眼发生 GA 时,初发期 GA 表明 GA 有进展的风险(Schaal,Gregori & Rosenfeld,2017;Wue 等,2014)。

外视网膜管(ORT)含有退化的光感受器,常见于晚期 AMD。在横断 OCT 扫描中 ORT 可表现为高反射圆形或卵圆形结构而其中心呈低反射,位于光感受器内外节(Zweifel 等,2009)。外侧视网膜的横断面 OCT 成像可以看到内段/外段(IS/OS)带中断的区域,并且可以预测某些患眼 GA 的进展。

要点

- GA 在 OCT 上表现为高反射条带的丢失(RPE 层的衰减)和(或)高传递效应(当继发于外视网膜层、RPE 层和脉络膜毛细血管层的丢失时可观察到渗透到脉络膜中增强的 OCT 信号)。

- 初发期 GA 是近期提出的概念,以特定的 OCT 特征为基础,其在临床检查或其他成像检查的表现之前,即可预示玻璃膜疣相关的 GA 进展。

参考文献

Ferris FL 3rd, Wilkinson CP, Bird A, et al. Clinical classification of age-related macular degeneration. *Ophthalmology*. 2013;120(4):844–851. doi:10.1016/j.ophtha.2012.10.036. [Epub 2013 Jan 16]

Nunes RP, Gregori G, Yehoshua Z, et al. Predicting the progression of geographic atrophy in age-related macular degeneration with SD-OCT en face imaging of the outer retina. *Ophthalmic Surg Lasers Imaging Retina*. 2013;44(4):344–359. doi:10.3928/23258160-20130715-06.

Schaal KB, Gregori G, Rosenfeld PJ. En face optical coherence tomography imaging for the detection of nascent geographic atrophy. *Am J Ophthalmol*. 2017;174:145–154. doi:10.1016/j.ajo.2016.11.002. [E-pub ahead of print].

Schlanitz FG, Baumann B, Kundi M, et al. Drusen volume development over time and its relevance to the course of age-related macular degeneration. *Br J Ophthalmol*. 2017;101(2):198–203. pii: bjophthalmol-2016-308422. doi:10.1136/bjophthalmol-2016-308422. [Epub ahead of print]

Wu Z, Luu CD, Ayton LN, et al. Optical coherence tomography-defined changes preceding the development of drusen-associated atrophy in age-related macular degeneration. *Ophthalmology*. 2014;121(12):2415–2422.

Zweifel SA, Engelbert M, Laud K, et al. Outer retinal tubulation: a novel optical coherence tomography finding. *Arch Ophthalmol*. 2009;127(12):1596–1602. doi:10.1001/archophthalmol.2009.326.

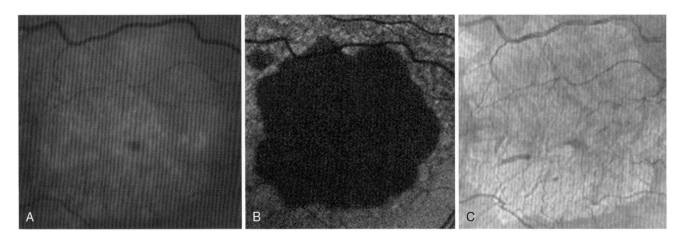

图 6.2.1   (A)继发于年龄相关性黄斑变性的 GA 的彩色眼底照片,可看到中心凹的中心具有明显分区的 RPE 色素沉着区域和明显的脉络膜大血管。(B)眼底荧光造影显示,由于光感受器层和视网膜色素上皮层的丢失引起 GA 的弱荧光区域。(C)En face OCT 扫描显示地图样萎缩区域大面积的高反射区,具有明显的边缘和清晰可见的脉络膜血管。

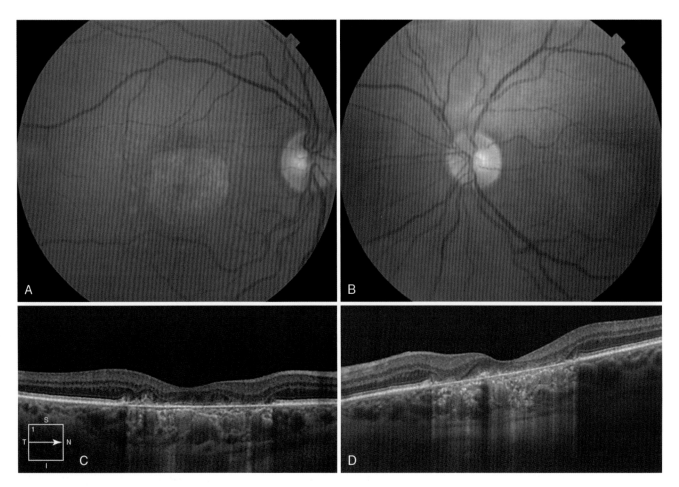

图 6.2.2   (A)和(B)双眼 GA 的彩色眼底照片,涉及双眼中心凹的中心,可见明显的视网膜色素上皮层(RPE)损失区域和清晰的脉络膜血管。(C)和(D)横断面 OCT 扫描显示 GA 区域中外核层、光感受器层和 RPE 层的损失,导致视网膜神经感觉层的整体变薄,以及脉络膜毛细血管层的明显丢失。OCT 信号可检测到 RPE 层水平以下,对应于所谓的高传输效应。

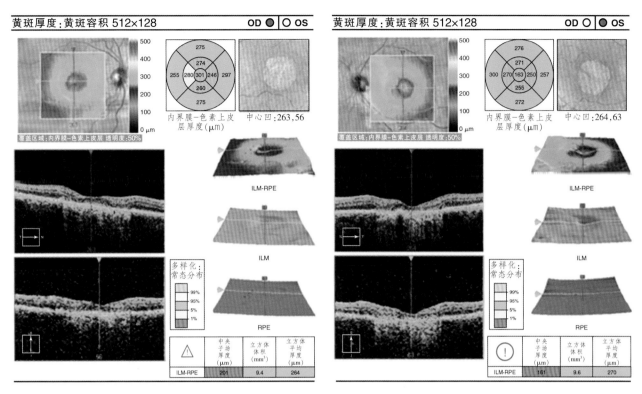

图 6.2.3 　图 6.2.2 中同一患者双眼的黄斑立体扫描，显示的厚度图、en face OCT 和横断面 OCT 扫描。黄斑中心厚度明显变薄。En face OCT 扫描显示 GA 区域。横断面 OCT 扫描显示 GA 区域中外核层、光感受器层和视网膜色素上皮层的丢失，导致视网膜神经感觉层的变薄。OCT 信号可以检测到 RPE 层水平以下，对应于高传输效应。ILM，内界膜。

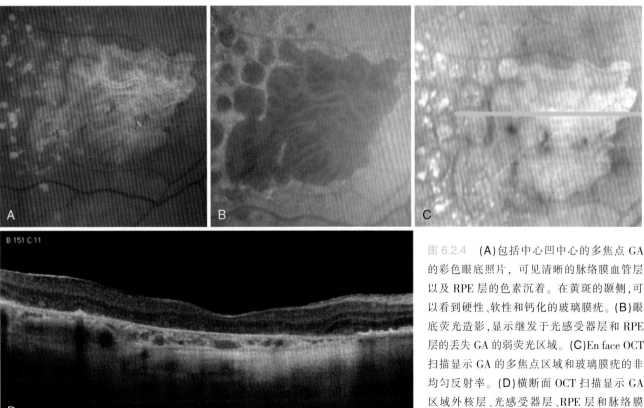

图 6.2.4 　(A)包括中心凹中心的多焦点 GA 的彩色眼底照片，可见清晰的脉络膜血管层以及 RPE 层的色素沉着。在黄斑的颞侧，可以看到硬性、软性和钙化的玻璃膜疣。(B)眼底荧光造影，显示继发于光感受器层和 RPE 层的丢失 GA 的弱荧光区域。(C)En face OCT 扫描显示 GA 的多焦点区域和玻璃膜疣的非均匀反射率。(D)横断面 OCT 扫描显示 GA 区域外核层、光感受器层、RPE 层和脉络膜毛细血管层的丢失，视网膜神经感觉层的变薄。存在高传递效应。在扫描图像的左侧和右侧可见玻璃膜疣。

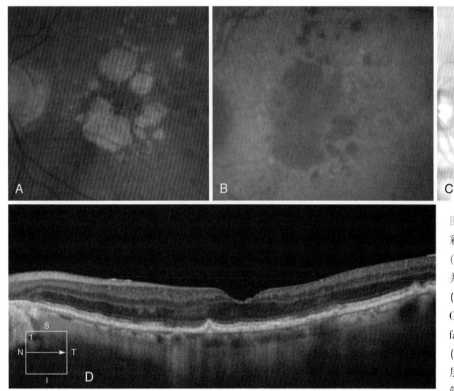

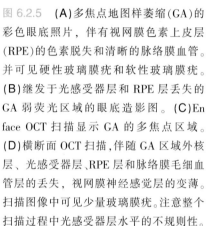

图 6.2.5　(A)多焦点地图样萎缩(GA)的彩色眼底照片，伴有视网膜色素上皮层(RPE)的色素脱失和清晰的脉络膜血管。并可见硬性玻璃膜疣和软性玻璃膜疣。(B)继发于光感受器层和 RPE 层丢失的 GA 弱荧光区域的眼底造影图。(C)En face OCT 扫描显示 GA 的多焦点区域。(D)横断面 OCT 扫描，伴随 GA 区域外核层、光感受器层、RPE 层和脉络膜毛细血管层的丢失，视网膜神经感觉层的变薄。扫描图像中可见少量玻璃膜疣。注意整个扫描过程中光感受器层水平的不规则性。

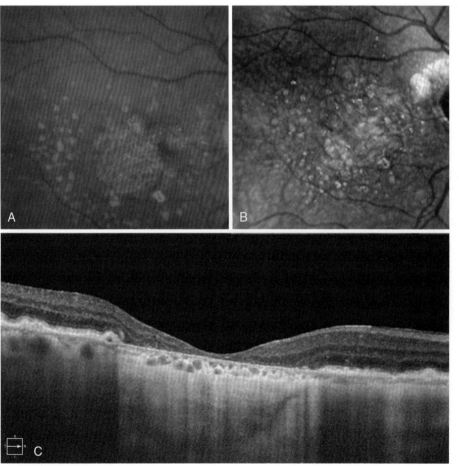

图 6.2.6　(A)多焦点 GA 的彩色眼底照片，伴有视网膜色素上皮层(RPE)的色素脱失和清晰的脉络膜血管。并可见硬性玻璃膜疣和软性玻璃膜疣和钙化的玻璃膜疣，以及网状假性玻璃膜疣。(B)近红外眼底反射显示由多个亮点包围的 GA 区域，对应于与玻璃膜疣相关的色素异常。(C)横断面 OCT 扫描，伴随 GA 区域外核层、光感受器层、RPE 层和脉络膜毛细血管层的丢失，视网膜神经感觉层的明显变薄及病变，引起内层视网膜的塌陷，从而影响中心凹的形状。高传输效应很明显。注意在整个 OCT 扫描超出 GA 病变边界的情况下，存在玻璃膜疣和网状假性玻璃膜疣，与感光层的不规则性相关。

6.3　孤立性色素上皮层分离

摘要

视网膜色素上皮层分离(PED)由 RPE 基底膜和 Bruch 膜的内胶原层之间的分离产生。PED 可能是特发性的或继发于脉络膜视网膜疾病相关的病变，包括中心性浆液性脉络膜视网膜病变(CSC)和 AMD。在 AMD 患者中，PED 可能与玻璃膜疣、RPE 色素沉着、视网膜下积液或视网膜下出血有关。

尽管 PED 通常与潜在的疾病相关，但也会单独发病，没有确切的原发诊断。在这种情况下，它通常与视网膜下或视网膜内积液无关。单发 PED 的病理生理学机制尚不完全清楚。如果病变不影响中心凹，患者可无症状(图 6.3.1)。单发 PED 消退愈合，有时会使 RPE 层萎缩。然而，由于 PED 有进展为有症状的脉络膜新生血管(CNV)的风险，因此应该监测病情。

单发 PED 的 OCT 特征通常包括在光学透明空间(图 6.3.1，图 6.3.2B 和图 6.3.4)或均质高反射材料(图 6.3.2A)上的 RPE 内层的圆顶形膨隆。在单发的 PED 中，视网膜通常黏附于 RPE 层，并且没有观察到渗出或渗漏的迹象(图 6.3.1 至图 6.3.4)。相反，PED 伴随其他潜在疾病可表现为低反射性(例如，中心性浆液性脉络膜视网膜病变相关 PED)或高反射(例如，与新生血管性 AMD 相关的纤维血管 PED)。OCT 发现分层的、高反射的亚 RPE 系(描述为"洋葱标志")表明在房水中存在胆固醇晶体沉淀(Pang 等，2015)。该发现通常与视网膜内高反射灶(视网膜中的 RPE 层和脂质细胞)相关，并且是纤维血管 PED 的常见表现。

要点

• PED 可能与潜在基础疾病相关，如 CNV 或 CSC。

• 单发的 PED 与已知的潜在基础疾病无关并且通常是无症状的，但应该密切关注，因为有进展为 CNV 的潜在风险。

• OCT 可用于鉴别诊断单发的 PED 和继发于其他疾病的 PED；PED 的内部反射率有助于鉴别诊断。

参考文献

Pang CE, Messinger JD, Zanzottera EC, et al. The onion sign in neovascular age-related macular degeneration represents cholesterol crystals. *Ophthalmology*. 2015;122(11):2316–2326. doi:10.1016/j.ophtha.2015.07.008. [Epub 2015 Aug 19].

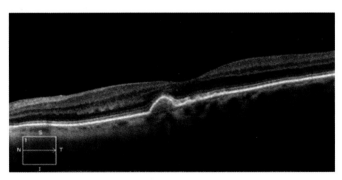

图 6.3.1　横断面 OCT 显示单发的 PED。

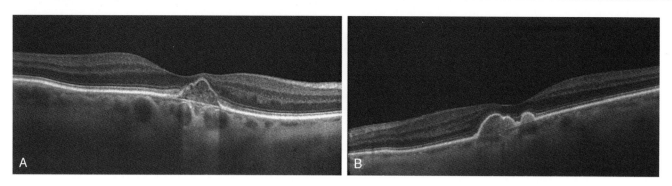

图 6.3.2   横断面 OCT 显示 87 岁患者的双侧单发 PED。(A)PED 显示高反射。虽然对应于视网膜色素上皮层似乎得以保留，但在 PED 下方存在高反射。该扫描图像中不存在视网膜内或视网膜下积液。(B)同一患者的另一眼。可以看到多孔圆顶形单发 PED。

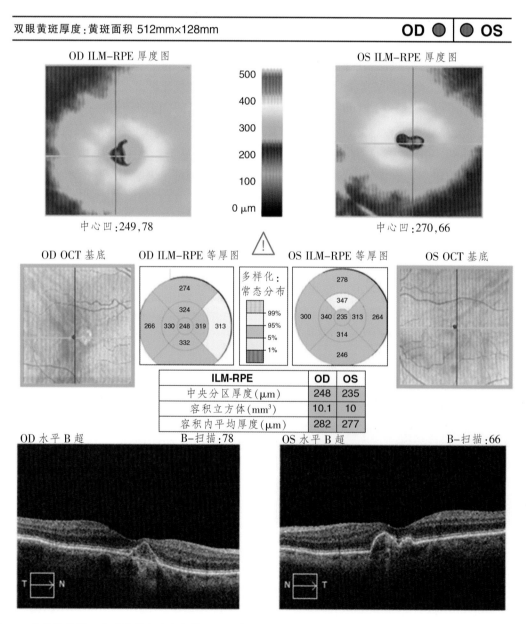

图 6.3.3   图 6.3.2 中描绘的同一患者的黄斑容积扫描，显示在 en face OCT 和横截面 OCT 扫描中横跨黄斑区域的子场中的厚度图和视网膜厚度。ILM，内界膜。

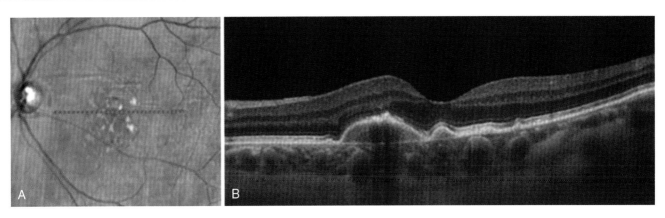

图 6.3.4　一名 66 岁患者的单发 PED。(A)平面 OCT 显示 PED 伴随玻璃膜疣和色素变化。(B)横断面 OCT 扫描显示多孔分离的 PED。注意 PED 上方外核层的相对变薄。

6.4　1 型脉络膜新生血管膜

摘要

　　1 型脉络膜新生血管膜(CNV)是指从脉络膜发展来的异常血管的形成,延伸穿过 Bruch 膜,并在 RPE 层下方形成分支。在眼底荧光血管造影中,1 型 CNV 也表现为"隐匿性 CNV",表现为点状荧光(未确定来源的渗漏),或纤维血管性 PED(图 6.4.1)。

　　这些新生血管病变通常与 AMD 有关。然而,它们也可能由其他病变进展而来,如中心性浆液性脉络膜视网膜病变(CSC)。

　　1 型 CNV 位于 RPE 下层空间内并导致 RPE 上层的升高。最典型的 OCT 结果包括不规则的 PED,有时 RPE 上层会增厚(图 6.4.2 和图 6.4.3)。这些 PED 可呈现为可变的内部反射率,范围从低反射或无光学的空间到高反射,通常是不均匀的内部反射率。在高质量的 OCT 扫描图像中,可观察到 CNV 复合体的血管内腔,呈现"堆积"样外观。在活跃的渗出性 CNV 中,也可能存在相关的视网膜下和(或)视网膜内液体(Keane等,2012)。

　　对于静止、非渗出性的 1 型 CNV 的诊断可能比较困难,因其可能与玻璃膜疣 PED 或非血管性 PED 混淆(图 6.4.4)。在 OCT 上,它们通常表现为内部反射率增高的小 PED。只有 OCT 血管造影才能识别非渗出性新生血管复合体(Reisman 等,2016)。

要点

- 1 型 CNV 根据其解剖位置进行分类,位于 Bruch 膜上方,RPE 层下方。
- 在 OCT 上,1 型 CNV 表现为 PED,并且通常多泡,内部反射率多变。
- 在荧光血管造影中,1 型 CNV 表现为"隐匿性 CNV",具有点状荧光或纤维血管性 PED。
- 1 型 CNV 通常与 AMD 相关,但也可能继发于其他疾病,如创伤、CSC 和弹性假黄瘤。

参考文献

Keane PA, Patel PJ, Liakopoulos S, et al. Evaluation of age-related macular degeneration with optical coherence tomography. *Surv Ophthalmol.* 2012;57:389–414.

Roisman L, Zhang Q, Wang RK, et al. optical coherence tomography angiography of asymptomatic neovascularization in intermediate age-related macular degeneration. *Ophthalmology.* 2016;123(6):1309–1319. doi:10.1016/j.ophtha.2016.01.044.

参考书目

Freund KB, Zweifel SA, Engelbert M. Do we need a new classification for choroidal neovascularization in age-related macular degeneration? *Retina.* 2010;30(9):1333–1349.

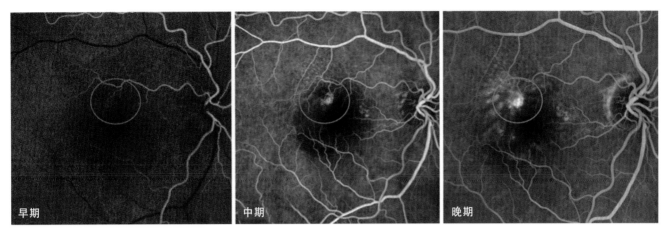

图 6.4.1 荧光素血管造影显示进行性增强的强荧光,染剂积聚在纤维血管 PED 内,周围有点状荧光,边缘不清晰。这是 1 型 CNV 的典型血管造影表现。

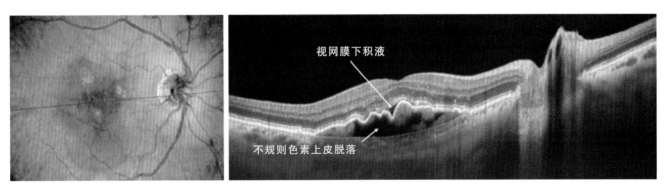

图 6.4.2 图 6.4.1 中同一眼的 OCT 扫描。线性扫描显示不规则的 PED,其是 1 型 CNV 病变的特征。PED 的不均匀内部反射率和视网膜下积液的存在也表明这是活性(渗出性)1 型 CNV。

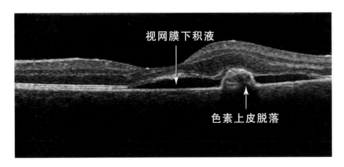

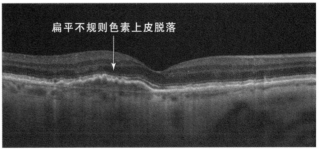

图 6.4.3 OCT 线性扫描显示具有相对不均匀的内部反射率的小 PED,其与视网膜下积液体相关,这是活动性(渗出性)1 型 CNV 的特征。

图 6.4.4 OCT 线性扫描显示 1 型 CNV 病变的平坦、不规则的 PED 特征。还可以看到 CNV 内结构的堆积特性。在 PED 内存在液体积存(此处不存在)提示活动性 1 型病变。

6.5　2 型脉络膜新生血管膜

摘要

2 型 CNV 延伸进入视网膜下空间，位于视网膜神经感觉层和 RPE 层之间。它的特点是荧光血管造影为"典型 CNV"，在血管造影的早期阶段显示为新生血管的轮廓，在血管造影的后期显示为由大量渗漏引起的强荧光(图 6.5.1)。在 OCT 上，2 型 CNV 通常表现为视网膜下高反射(图 6.5.2)(Freund 等，2010)。

2 型 CNV 通常与急性 AMD 以及 RPE-Bruch 膜复合体中获得性缺陷的患者相关，如病理性近视、视网膜脉络膜炎、创伤、脉络膜肿瘤、视盘异常和其他主要病症(Shah 等，2014)。这些获得性缺陷为异常血管生长提供了最小阻力的路径，并且成为进入视网膜下空间的入口。根据病因，2 型 CNV 可与 1 型 CNV 联合发生，形成混合的新生血管复合体。在这种情况下，在 OCT 上可观察到在 RPE 层中可见中断的不规则 PED。也可能伴有视网膜下层出血、视网膜下积液或视网膜内液(图 6.5.3)。

要点

- 2 型 CNV 根据其解剖位置进行分类，位于神经感觉视网膜下方、RPE 上方。
- 2 型 CNV 可继发于 AMD 或 RPE 基底膜复合体中获得性缺陷的病变，如病理性近视、视网膜脉络膜炎、创伤、脉络膜错构瘤和视盘异常。
- 根据病因，2 型 CNV 可与 1 型 CNV 联合发生。

参考文献

Freund KB, Zweifel SA, Engelbert M. Do we need a new classification for choroidal neovascularization in age-related macular degeneration? *Retina*. 2010;30(9):1333–1349.

Shah VP, Shah SA, Mrejen S, et al. Subretinal hyperreflective exudation associated with neovascular age-related macular degeneration. *Retina*. 2014;34:1281–1288.

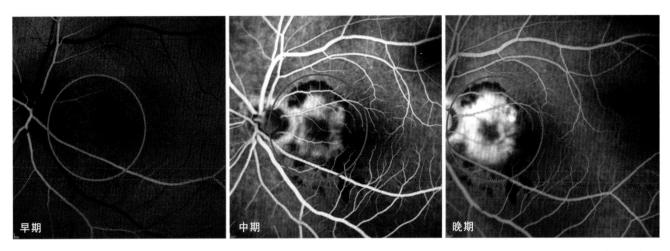

图 6.5.1　继发于典型的 CNV 的大量渗漏后的荧光血管造影显示，在血管造影的早期阶段, RPE 层上方 CNV 的细微轮廓和晚期显著的强荧光。

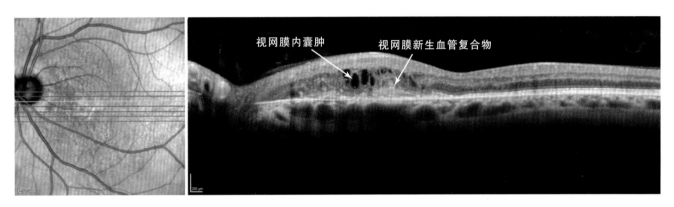

图 6.5.2　图 6.5.1 中同一眼的 OCT 扫描。存在对应于位于分离 RPE 上方的 2 型 CNV 复合物的视网膜下高反射物质。也存在视网膜下囊肿。

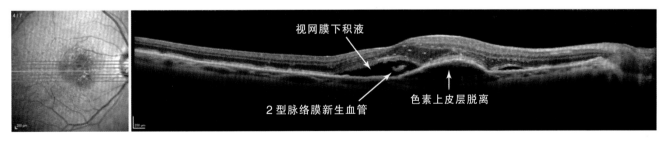

图 6.5.3　OCT 扫描显示 2 型混合 CNV 病变。可看到带视网膜下积液的 PED。

6.6   3 型脉络膜新生血管膜

摘要

3 型 CNV 由视网膜组织深处异常血管的增殖引起。这些新的视网膜内血管也称为视网膜血管瘤增生(RAP)病变。3 型 CNV 可以在视网膜神经感觉层内生长或向下朝向脉络膜生长,形成脉络膜视网膜吻合。3 型 CNV 通常继发于 AMD,在具有融合的软性玻璃膜疣的眼中(图 6.6.1)。

在 OCT 上,视网膜内新血管形成通常与明显的视网膜内液和视网膜内囊性变化相关,也与视网膜下积液相关(图 6.6.2)。视网膜神经感觉层下方也可以出现高反射物质。脉络膜视网膜吻合导致不规则的 PED(图 6.6.3)。

3 型 CNV 对抗血管内皮生长因子(VEGF)药物具有极好的反应性。很常见的是,PED 的衰竭可能导致萎缩。

要点

- 3 型 CNV 对应于 RAP。这种 CNV 亚型起源于视网膜,最终随着脉络膜视网膜吻合而进展。
- 3 型 CNV 继发于渗出性 AMD。

- 在 OCT 上,3 型 CNV 通常与明显的视网膜内液体积聚和视网膜下积液相关。
- RPE 的萎缩通常在相关 PED 萎缩时进展。

参考书目

Freund KB, Ho IV, Barbazetto IA, et al. Type 3 neovascularization: the expanded spectrum of retinal angiomatous proliferation. *Retina*. 2008;28:201–211.
Yannuzzi LA, Negrao S, Iida T, et al. Retinal angiomatous proliferation in age-related macular degeneration. *Retina*. 2001;21:416–434.

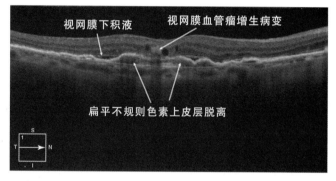

图 6.6.2   3 型 CNV 病变的 OCT 扫描。在覆盖 PED 的外部视网膜中存在高反射区域。也存在视网膜内囊性改变。在黄斑区域可观察到网状假性玻璃膜疣。

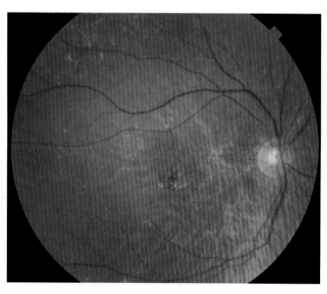

图 6.6.1   具有视网膜血管瘤增生(RAP)或 3 型 CNV 的彩色眼底图像,显示视网膜下出血的区域。还存在网状假性玻璃膜疣。

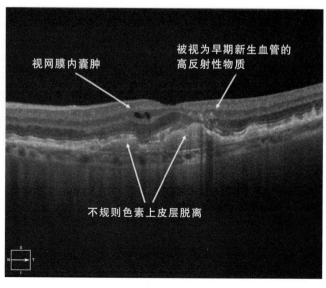

图 6.6.3   具有视网膜血管瘤增生(RAP)或 3 型 CNV 的彩色眼底图像,显示视网膜下出血的区域。还存在网状假性玻璃膜疣。

6.7　视网膜下出血

摘要

视网膜下出血(SRH)可由各种脉络膜和视网膜血管异常引起。然而，涉及黄斑的最常见原因是继发于 AMD 的 CNV。SRH 的大小和分布可能不同。临床表现为暗红色区域，视网膜血管正常，边界很清晰(图 6.7.1)。也可能有相关的突发性视网膜内或玻璃体积血。无论是否尝试干预，大的黄斑下出血往往预后较差。光感受器的损伤是因为血液及其组分(铁、含铁血黄素和纤维蛋白)在视网膜下空间内造成的毒性，是由血凝块收缩和与 RPE 层机械分离产生的剪切力造成的。无论何种治疗方法，都可能导致萎缩和盘状瘢痕形成。在临床检查或眼底照片上，将 SRH 与 RPE 亚层出血区分开来具有挑战性，尽管后者由于 RPE 的覆盖而变暗。

在 OCT 上，视网膜下出血表现为在视网膜神经感觉层下累积的光学密集的高反射物质(图 6.7.2)。根据病因，它可能与其他变化相关，例如，继发于 1 型 CNV 的色素上皮层脱离。

要点

- 在 OCT 上，视网膜下出血(SRH)在视网膜神经感觉层下面显示为高反射。
- SRH 最常见的原因是继发于 AMD 的 CNV；其他原因包括近视、创伤、血管样条纹和组织胞浆菌病。
- SRH 的大小可以变化；较多的出血视力预后较差。

参考书目

Bressler NM, Bressler SB, Fine SL. In: Schachat Andrew SP, ed. *Neovascular (Exudative) Age-Related Macular Degeneration in Retina*. Vol. II. 4th ed. Elsevier, Mosby; 2006:[Chapter 61].

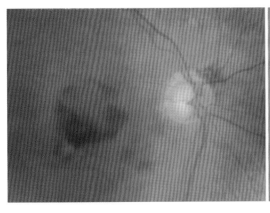
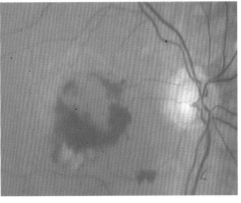

图 6.7.1　彩色眼底图像和无红光图像显示的视网膜下出血。注意深色的血液。

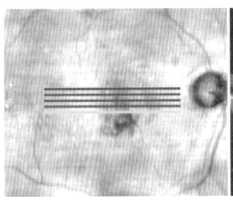
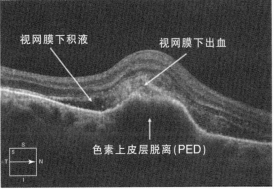

视网膜下积液　视网膜下出血

色素上皮层脱离(PED)

图 6.7.2　图 6.7.1 中同一眼的 OCT 线性扫描显示视网膜下出血和视网膜下积液，伴有相关的色素上皮层脱离。

6.8 盘状瘢痕

摘要

盘状瘢痕是 CNV 病变的末期。纤维血管组织在 Bruch 膜、视网膜下空间和视网膜下色素上皮空间内发展。RPE 层在瘢痕环区域内和周围增厚，上覆视网膜的囊性变性导致光感受器细胞的丢失(图 6.8.1)。尽管这些瘢痕通常是稳定的，但是相邻 CNV 的病变活动仍可能持续存在，反复出血和渗出是最常见的活跃期征象。

在 OCT 上，在视网膜神经感觉层下方，盘状瘢痕表现为具有明显边界的高反射组织。外层视网膜变薄或全部丢失，特别是感光层完全丧失，通常见于盘状瘢痕上方。视网膜变性可导致视网膜下囊性空间(图 6.8.2)。

要点

- 盘状瘢痕是 CNV 的末期表现。
- 它在 OCT 上显示为高反射性视网膜下物质。

参考书目

Spaide RF. Clinical manifestations of choroidal neovascularization in AMD. In: Holz FG, Pauleikhoff D, Spaide RF, Bird AC, eds. *Age-Related Macular Degeneration*. 3rd ed. Berlin, Heidelberg: Springer Berlin Heidelberg; 2013.

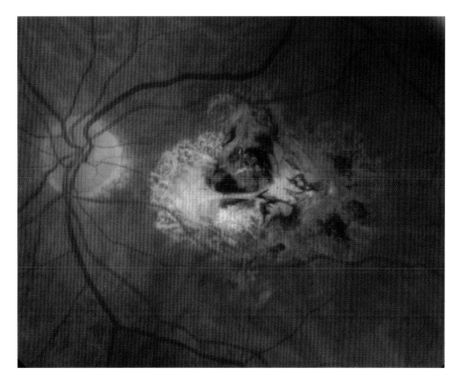

图 6.8.1　继发于 AMD 的 CNV 的视网膜下盘状瘢痕的彩色眼底照片。

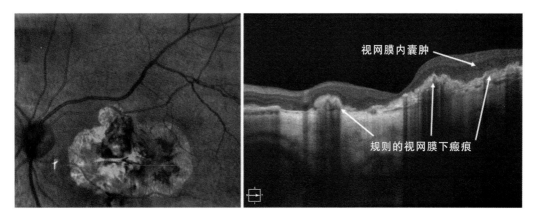

图 6.8.2　图 6.8.1 中所见的盘状瘢痕的 OCT 扫描。在视网膜下空间中存在高反射物质,其对应于组织的视网膜下瘢痕。注意瘢痕上方的感光层损失和与 CNV 活性无关的退行性视网膜内囊性变化。瘢痕表现为阴影。

6.9 视网膜色素上皮层撕裂

摘要

视网膜色素上皮层(RPE)撕裂是由继发于CNV膜、视网膜血管瘤增生(RAP)病变或息肉状脉络膜血管病变(PCV)引起的色素上皮层脱离(PED)导致的。它们可在没有CNV治疗的情况下发生，或在热激光、光动力疗法或抗血管内皮生长因子（抗VEGF）治疗之后发生。RPE撕裂发生的机制被认为是两种相反力的结果：来自CNV收缩的牵引力和仍然附着的RPE的黏附力。由于涉及中心凹的RPE撕裂通常会导致灾难性的视觉结果，因此，已经研究了预测RPE撕裂形成的预后标志物。研究表明，高度超过400μm的PED进展为RPE撕裂的风险更高。

在OCT上，RPE撕裂表现为视网膜神经感觉层下方卷起的高反射组织，具有"波浪状"的自由边缘的RPE位于暴露的Bruch膜并且没有覆盖RPE的区域边缘(图6.9.1)。视网膜神经感觉层外部可表现为正常外观或变薄。

要点

- 由继发于CNV的PED导致RPE撕裂。
- 在OCT上，RPE撕裂表现为在视网膜神经感觉层下方卷起的高反射组织，并且邻近区域具有完全的RPE丧失。

参考书目

Chan CK, Abraham P, Meyer CH, et al. Optical coherence tomography-measured pigment epithelial detachment height as a predictor for retinal pigment epithelial tears associated with intravitreal bevacizumab injections. *Retina*. 2010;30:203–211.

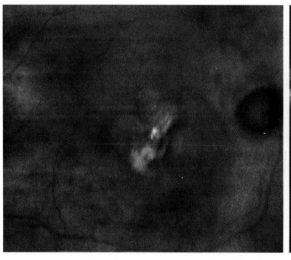
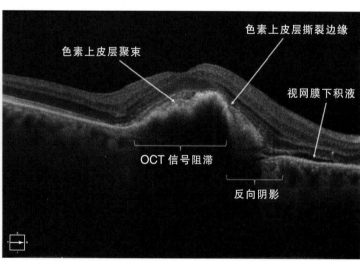

图6.9.1 视网膜出血区域的OCT线扫描显示RPE的撕裂。撕裂区域中RPE的缺失可以使OCT信号有更深的穿透力，从而产生特征性的"反向阴影"(或"高传输")信号。RPE在仍然存在的地方卷起，导致OCT信号检测不到并减少了深度信息。

6.10　息肉状脉络膜血管病变

摘要

息肉状脉络膜血管病变(PCV)表现为 1 型 CNV 的变体,常见于非裔美国人或亚洲人。其发病原因尚不完全清楚,许多作者认为它是 AMD 的变种。然而,它可以作为一个单独的临床症状，没有 AMD 的典型临床特征或与典型的临床表现相关(玻璃疣、色素变化)(图 6.10.1)。PCV 病变的特征在于位于 RPE 层下方的息肉样血管复合体。

典型的 OCT 表现包括多个具有相关视网膜下积液的大型 PED。这些 PED 可能具有黏附于其后表面的椭圆形腔,其具有代表息肉样损伤的高反射边界(图 6.10.2)。由PCV病变引起的渗出物表现为在 OCT 线性扫描上可见的高反射性视网膜小点。通常,大的 PED 与较小的平坦 PED 相邻或与隆起的 RPE 相邻，具有潜在的中等反射组织，表现为供给息肉的分支状血管网络(图 6.10.3)。在某些情况下也可观察到视网膜下高反射组织。平面 OCT 对于支持 PCV 的诊断,以及观察疾病进展过程很有价值。OCT 血管造影可能无法显示 PCV 病变的特征。在复杂或非典型的病例中,OCT 多模式成像可能有助于 PCV 的鉴别诊断，特别是吲哚菁绿血管造影(ICGA)(图 6.10.4)。

要点

- PCV 是 1 型 CNV 的一种变异。
- 典型 PCV 病变的 OCT 可发现多个大的 PED。
- 圆形椭圆形息肉可黏附到相关 PED 的后表面。
- 可以在与息肉相邻的平坦 PED 下面看到分支的血管网络,其在 en face OCT 上特别明显。

参考文献

Alasil T, Ferrara D, Adhi M, et al. En face imaging of the choroid in polypoidal choroidal vasculopathy using swept-source optical coherence tomography. *Am J Ophthalmol*. 2015;159(4):634–643. doi:10.1016/j.ajo.2014.12.012.

Yannuzzi LA, Sorenson J, Spaide RF, et al. Idiopathic polypoidal choroidal vasculopathy (IPCV). *Retina*. 1990;10:1–8.

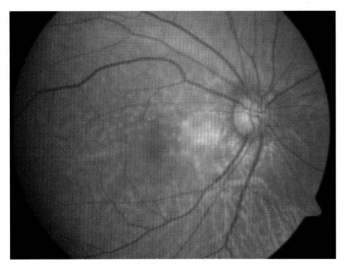

图 6.10.1　具有视网膜下积液的视乳头周围 PCV 病变眼的彩色眼底照片。还可观察到网状假性玻璃膜疣。

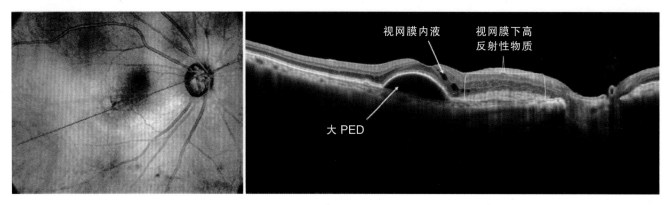

图 6.10.2　对应于图 6.10.1 的 OCT 线性扫描。OCT 显示具有内部低反射率的大 PED，其邻近具有不均匀内部高反射率的平坦 PED，可观察到血管腔。存在覆盖的视网膜内液体，并且视网膜下高反射物质与 PED 相关联。

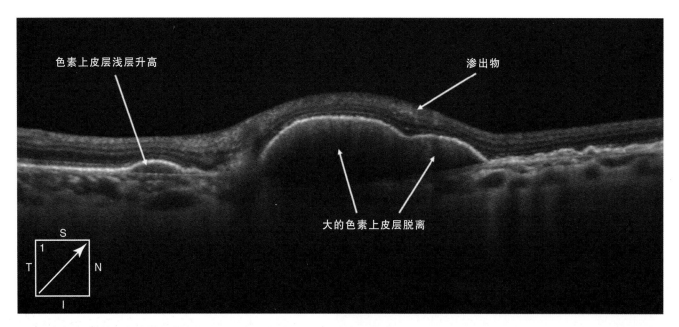

图 6.10.3　OCT 线性扫描显示与表浅 PED 相邻的多个大 PED。分支血管网络通常位于浅 RPE 内并且在大 PED 下方给息肉供给。

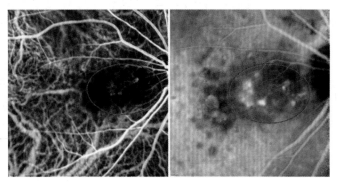

图 6.10.4　对应于图 6.10.1 中眼睛的 ICGA。早期图像（左）显示分支血管网络（红色圆圈），后期造影图像显示与 PCV 诊断一致的强荧光息肉。

玻璃体眼界面疾病

Darin R. Goldman

第 **7** 章

7.1 玻璃体粘连

摘要

在与年龄相关的玻璃体黄斑分离的正常进展过程中，玻璃体区域可能仍然附着在黄斑上（见第 27 章）。玻璃体黄斑粘连是玻璃体黄斑交界处的正常生理状态（图 7.1.1）。黏附程度可从局灶性到广泛粘连（图 7.1.2 和 7.1.3）。这种良性的生理改变不同于玻璃体黄斑牵引的病理状态（见第 7 章的 7.2），因为视网膜层没有扭曲或破坏，对视力没有影响。玻璃体黄斑粘连的存在有助于确定玻璃体黄斑处疾病发生的风险。

关键的 OCT 特征

- 玻璃体黄斑粘连可能是局灶性或广泛性的。
- 玻璃体黄斑粘连是一种良性生理过程（图 7.1.4），应区别于玻璃体黄斑处的类似病理状态。
- 对于在一只眼中有全层黄斑裂孔病史的患者，如果对侧眼中存在玻璃体黄斑粘连，则该眼存在发生全层黄斑裂孔（FTMH）的风险。

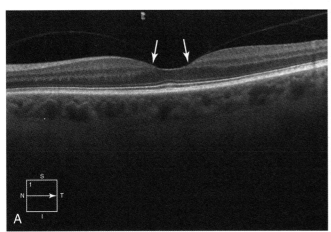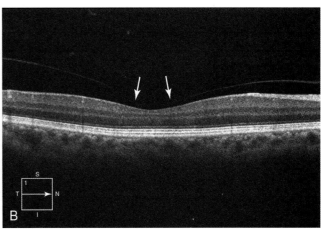

图 7.1.1　在中央黄斑上方存在局灶性玻璃体黄斑粘连。可以看到后部玻璃体插入中心凹边缘附近（箭头），而中心凹不受任何影响。

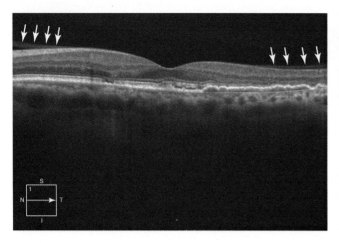

图 7.1.2　在整个黄斑上存在广泛的玻璃体黄斑粘连。玻璃体的后表面几乎不可察觉地与黄斑表面粘连(箭头)。该眼后来进展为玻璃体黄斑牵引伴随 FTMH。

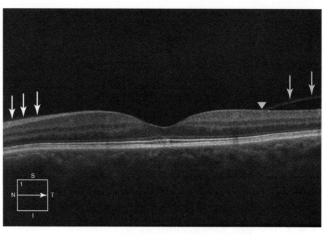

图 7.1.3　广泛的玻璃体黄斑粘连。在鼻侧,后部玻璃体仍然黏附于黄斑表面(白色箭头)。在颞侧,后部玻璃体已开始在局部(黄色三角箭头)与黄斑分离,不在黏附的位置(黄色箭头)。

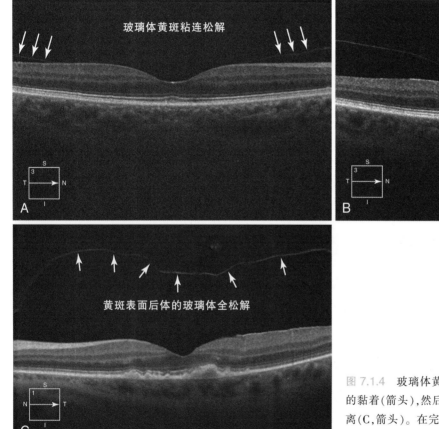

图 7.1.4　玻璃体黄斑粘连的正常生理进展开始于黄斑边缘(A)的黏着(箭头),然后在中心凹上方的黏着(B,箭头),最后完全分离(C,箭头)。在完成玻璃体粘连分离后,不再有 FTMH 进展的风险。

7.2 玻璃体黄斑牵引

摘要

玻璃体黄斑牵引(VMT)综合征属于广泛的玻璃体黄斑界面疾病。当发生异常玻璃体后脱离时,玻璃体后表面未能正常地从中央黄斑表面分离就会发生 VMT(图 7.2.1 至图 7.2.8)。中心凹的牵拉程度从局灶性到广泛性牵拉不等。黄斑的继发效应包括视网膜层变形、黄斑囊样水肿和视网膜下积液的出现(图 7.2.6)。视力障碍从轻微到严重不等。VMT 经常会自发产生;因此通常需要进行早期观察。然而,VMT 也可能恶化或进展为层状孔或 FTMH(图 7.2.4 和图 7.2.5)。如果症状对患者造成了明显的影响,应考虑药物或外科手术干预。

关键的 OCT 特征

- VMT 是由于玻璃体对黄斑的异常强黏着性。
- VMT 在 OCT 上的特征为覆盖玻璃体插入处,会破坏正常黄斑轮廓。
- VMT 可自发消退或进展至引起视觉后遗症,包括板层黄斑裂孔和 FTMH。

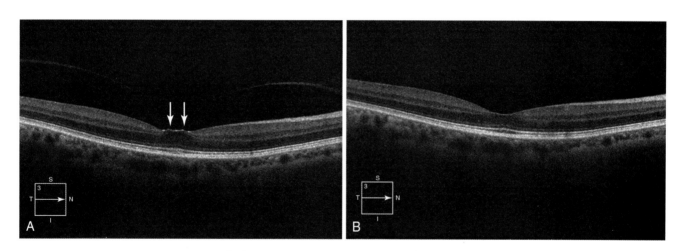

图 7.2.1 轻度 VMT(A)随时间自行痊愈,留下正常的黄斑轮廓(B)。

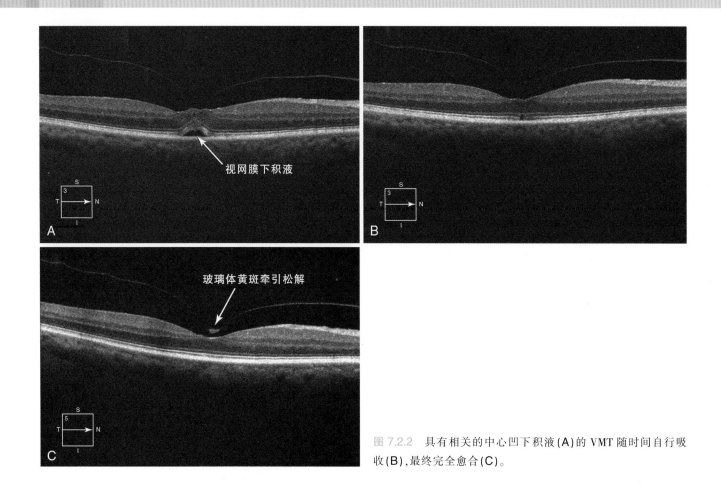

图 7.2.2 具有相关的中心凹下积液(A)的 VMT 随时间自行吸收(B),最终完全愈合(C)。

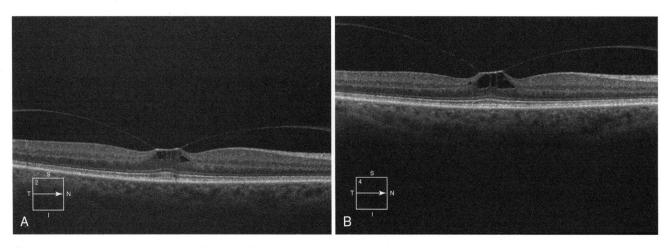

图 7.2.3 VMT 与中心凹的变化相关,类似于牵拉性分裂(A)中的那些恶化过度的病变(B)。可以考虑干预,取决于对视力的影响。

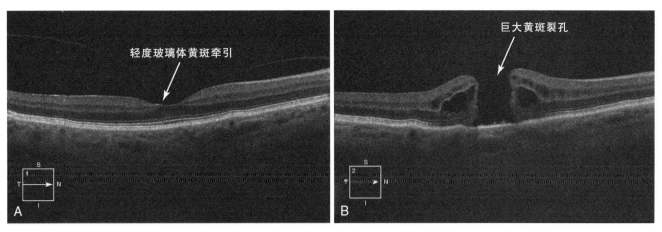

图 7.2.4　轻度 VMT(A)可随时间进展到大的 FTMH(B)。这种改变无法预测。

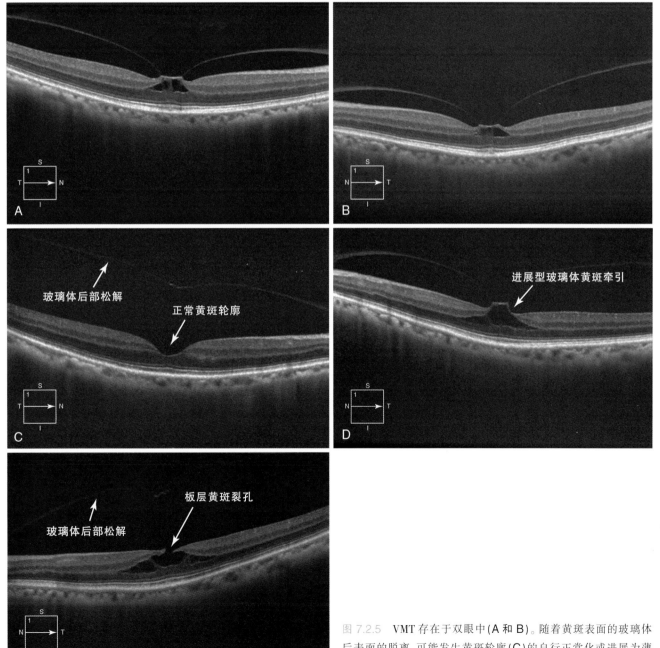

图 7.2.5　VMT 存在于双眼中(A 和 B)。随着黄斑表面的玻璃体后表面的脱离,可能发生黄斑轮廓(C)的自行正常化或进展为薄层黄斑裂孔(D 和 E)。

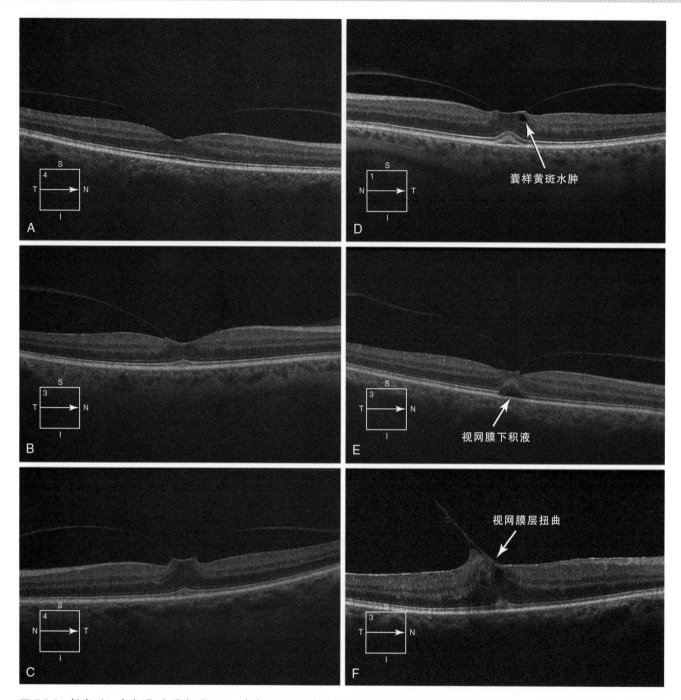

图 7.2.6   轻度(A)、中度(B)和重度(C)VMT,在中心凹上具有局部黏着。VMT 可能与囊样黄斑水肿(D)、视网膜下积液(E)和视网膜层(F)的扭曲有关。

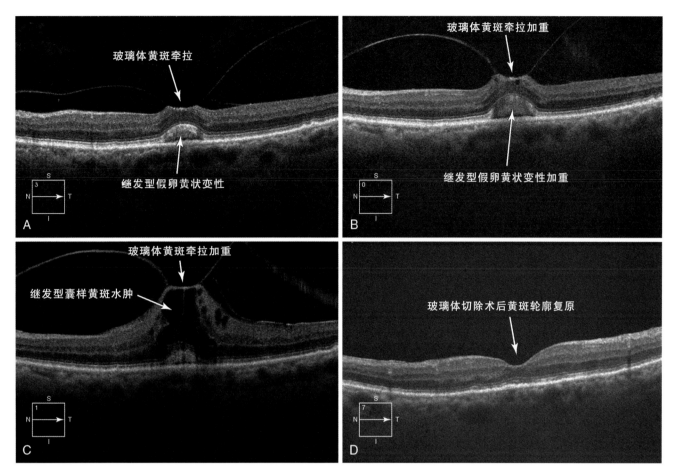

图 7.2.7　VMT 可能随时间显著恶化(A–C)。该患者接受睫状体玻璃体切除术玻璃体填充;术后患者黄斑轮廓发生显著正常化,视力明显改善(D)。

7.3   全层黄斑裂孔

摘要

通常,随着年龄的增长,玻璃体逐渐液化并且在玻璃体后脱离过程中最终完全分离。全层黄斑裂孔(FTMH)通常在易患个体中发展,其在玻璃体和中央黄斑之间具有异常强的粘连(图7.3.1至图7.3.7)。这些人中,在玻璃体后脱离进展期间,中心凹的局部牵拉导致全层缺损或裂孔的进展。根据国际玻璃体黄斑牵拉研究分类系统(Duker等,2013),依据FTMH的直径大小以及是否有VMT来划分FTMH。

要点

- 小型FTMH的直径为250μm或更小(图7.3.1至图7.3.3)。
- 中等FTMH的直径为250~400μm(图7.3.4)。
- 大型FTMH的直径>400μm(图7.3.5和图7.3.6)。
- VMT的存在与否对于FTMH的分类很重要。
- FTMH的大小是根据视网膜中段最窄点的最小孔宽确定的(图7.3.1,图7.3.4和图7.3.5)。

参考文献

Duker JS, Kaiser PK, Binder S, et al. The International Vitreomacular Traction Study Group classification of vitreomacular adhesion, traction, and macular hole. *Ophthalmology*. 2013;120(12):2611–2619.

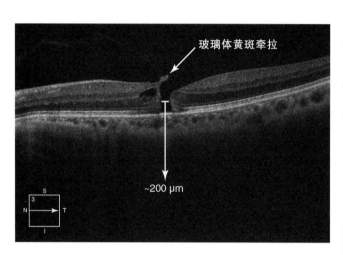

图7.3.1   伴有VMT的小型FTMH(直径约为200μm)。

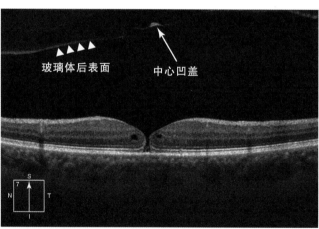

图7.3.3   没有VMT的小型FTMH。在图像的顶部可以看到玻璃体后表面和中心凹的上部。

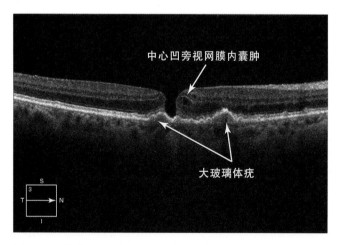

图7.3.2   没有VMT的小型FTMH。最小的中心凹周围的视网膜内囊肿,其缺乏表明这个洞具有更长的持续时间。同时,可以看到大的玻璃膜疣。

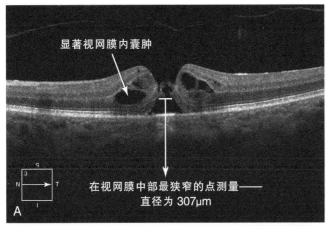

显著视网膜内囊肿

在视网膜中部最狭窄的点测量——
直径为 307μm

A

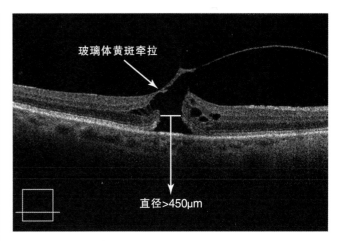

玻璃体黄斑牵拉

直径>450μm

图 7.3.5　带有 VMT 的大 FTMH。

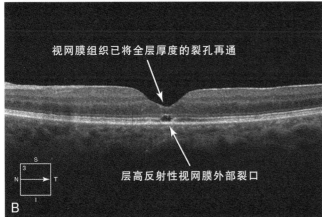

视网膜组织已将全层厚度的裂孔再通

层高反射性视网膜外部裂口

B

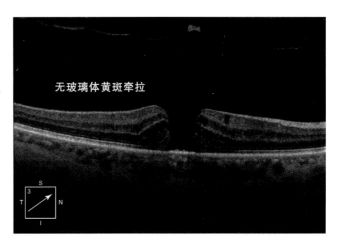

无玻璃体黄斑牵拉

图 7.3.6　没有 VMT 的大 FTMH。

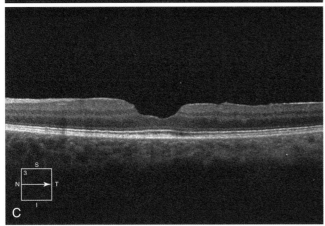

C

图 7.3.4　(A)没有 VMT 的中等 FTMH。该图像提供了测量黄斑
孔径的适当位置的良好示例——视网膜中段最窄点处的最小孔
宽度。孔边缘上突出的视网膜内囊肿表明该裂孔起病相对较快。
(B)具有内界膜剥离和气体填充(对应于 A)的睫状体平坦部玻
璃体切除术后 2 周的典型外观。中心凹的凹陷已经恢复;然而,外
视网膜腔存在低反射。(C)术后 6 个月的典型外观,其中心凹轮
廓已经固定,尽管仍然有些不规则,并且外部视网膜层已完全恢
复并且是连续的。EZ,椭圆体带区。

黄斑厚度:黄斑立方容积 512mm×128mm

OD ● | ○ **OS**

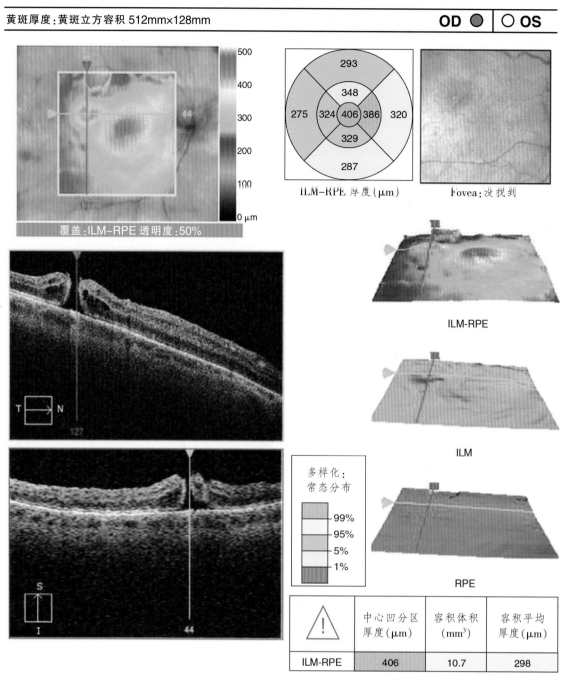

覆盖:ILM-RPE 透明度:50%

| 293 |
| 348 |
| 275 324 406 386 320 |
| 329 |
| 287 |

ILM-RPE 厚度(μm)

Fovea:没找到

ILM-RPE

ILM

RPE

多样化:
常态分布

99%
95%
5%
1%

⚠️	中心凹分区 厚度(μm)	容积体积 (mm³)	容积平均 厚度(μm)
ILM-RPE	406	10.7	298

图 7.3.7 体积图显示了中心凹颞上的一个反常的 FTMH。其在视网膜前膜行睫状体平坦部玻璃体切除术和膜剥离后出现,可能是医源性的。没有进行其他的治疗,患者无症状,并且在长时间内保持稳定。

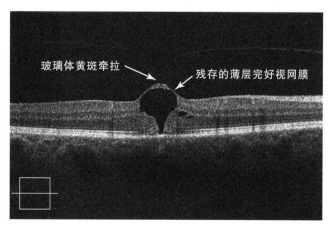

玻璃体黄斑牵拉　　残存的薄层完好视网膜

图 7.3.8 这种玻璃体黄斑异常介于 VMT 和早期 FTMH 之间。视网膜内层显然仍然是完整的,但随着时间的推移,预计会进展为全层缺损。这个病例有助于说明 VMT 和黄斑裂孔的动态改变。ILM,内界膜;RPE,视网膜色素上皮细胞层。

7.4 层状黄斑裂孔

摘要

层状黄斑裂孔或缺损由多种原因引起，例如进展不完全的全层黄斑裂孔(FTMH)或视网膜前膜(ERM)形成,其导致包括中心凹的黄斑内层的部分损失。历史上,这是一个定义不明确的临床诊断;现在 OCT 上已经更明确地定义了它。OCT 上的特征性外观是不规则的,内部中心凹缺损呈砧形而外部视网膜层没有丢失 (图7.4.1 至图 7.4.4)。在内视网膜层和外视网膜层之间也可以看到类似劈裂的变化。相关的 ERM 很常见。层状黄斑裂孔可与"黄斑假性裂孔"区别开,因为后者没有中心凹组织的丢失(见本章 7.5)。视力通常良好。

关键的 OCT 特征

- 板层黄斑裂孔的中心凹 OCT 特征包括(Witkin, 2006)：
- 不规则的中心凹轮廓。
- 中心凹内层的缺失。
- 视网膜内层和外层的分离。
- 没有全层视网膜缺损。
- 层状黄斑裂孔通常随时间保持稳定，并且很少需要手术治疗。

参考文献

Witkin AJ, Ko TH, Fujimoto JG, et al. Redefining lamellar holes and the vitreomacular interface: an ultrahigh-resolution optical coherence tomography study. *Ophthalmology*. 2006;113(3):388–397.

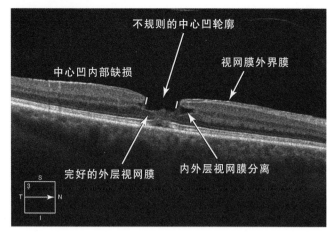

图 7.4.1　板层黄斑裂孔的共同特征,包括不规则的中心凹轮廓、中心凹内层(在两个白线之间)的缺损、内视网膜和外视网膜之间的分离,以及完整的外视网膜(缺少全层裂孔)。还存在相关的 ERM,这是常见的。

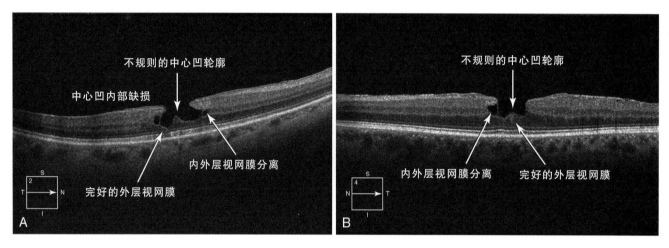

图 7.4.2　层状黄斑裂孔的其他典型病例,与图 7.4.1 中的特征类似。

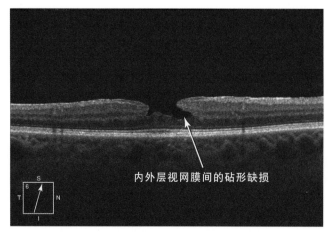

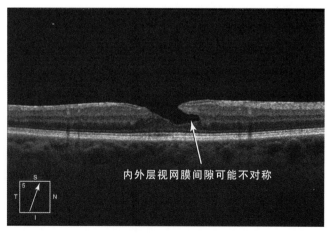

图 7.4.3　在板层黄斑裂孔中,内层视网膜和外层视网膜之间的缺陷通常呈砧形。这个区域也可能有像劈裂一样的裂缝。

图 7.4.4　根据成像的精确横截面,层状黄斑裂孔中内视网膜和外视网膜之间的缺陷可能是不对称的。

7.5　视网膜前膜

摘要

视网膜前膜(ERM)形成比 VMT 或板层黄斑裂孔的形成更常见,患病率超过 30%(Meuer 等,2015)。ERM 可能继发于各种眼部疾病,如葡萄膜炎、视网膜撕裂和视网膜脱离。然而,它们经常是特发性的,没有可识别的原因。在这些情况下,通常存在玻璃体后脱离,一般认为残留的玻璃体后膜形成黄斑表面上细胞增殖的支架。ERM 表现为覆盖在内界膜上的薄的高反射层(图 7.5.1 至图 7.5.6)。轻度 ERM 可能导致下层的视网膜发生轻度变形或没有改变,且对视力没有影响。随着更严重的增殖,黄斑轮廓可能会受到相当大的损伤,引起中心凹的退变以及由此造成的视力损害。图 7.5.7 相关的视觉症状可能包括变形、视力下降、微血管和单眼复视。大多数病例表现轻微,不需要治疗。引起视力障碍的更严重病例可能需要手术切除。

关键的 OCT 特征

· OCT 检测 ERM 病变非常灵敏,ERM 在黄斑内表面上表现为高反射性增厚膜。

· ERM 可在横截面上呈现波纹状或波状轮廓。

· 在 ERM 存在的情况下,黄斑轮廓在 OCT 上可能看起来正常,或结构变得非常混乱。

参考文献

Meuer SM, Myers CE, Klein BE, et al. The epidemiology of vitreoretinal interface abnormalities as detected by spectral-domain optical coherence tomography: the Beaver Dam Eye Study. *Ophthalmology*. 2015;122(4):787–795.

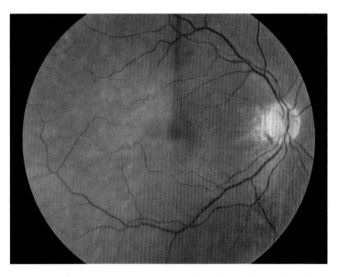

图 7.5.1　彩色照片显示 ERM 的典型黄斑外观,具有不规则的反光,中心凹反射丢失和正常血管分布被破坏。

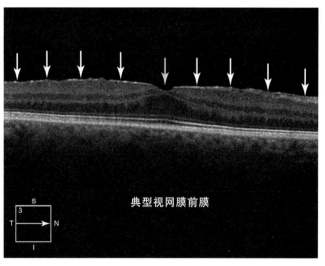

典型视网膜前膜

图 7.5.2　ERM 的典型 OCT 外观,显示覆盖在黄斑表面上的高反射性薄膜。正常黄斑的轮廓被黄斑表面的波纹状结构代替(白色箭头)。可以看到中心凹退行性变(黄色箭头)。

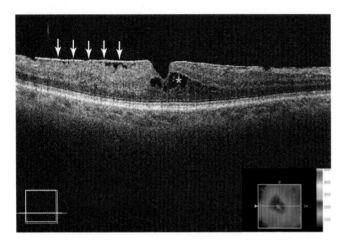

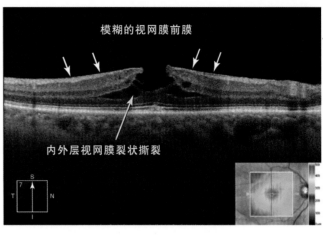

图 7.5.3   典型的 ERM 外观(白色箭头)。内视网膜和外视网膜(星号)之间存在相关的类似劈裂的变化,类似于板层黄斑裂孔的外观。相应的地形图(插图)显示中央黄斑的不规则形状的增厚。

图 7.5.4   隐约可见的 ERM(白色箭头)并且与视网膜内层和外层之间的显著的分裂有关,这是一种明显的牵拉效应。根据一些分类标准,这可以被认为是层状黄斑裂孔。

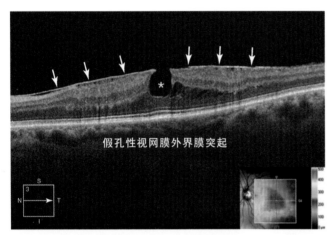

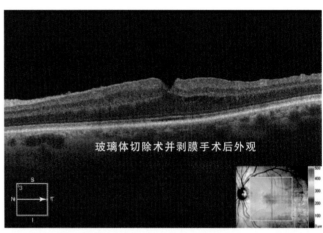

图 7.5.5   明显的 ERM(箭头)与伪孔(星号)相关联。没有发生视网膜组织的丢失,这将该实体区别于板层黄斑裂孔。

图 7.5.6   玻璃体切除术后的外观,ERM 剥离对应术前图 7.5.5。

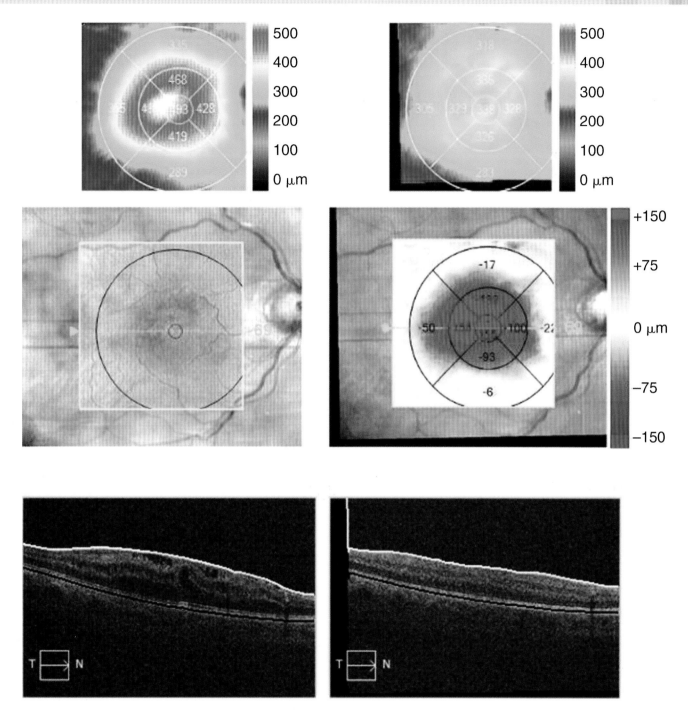

图 7.5.7　除 B 超之外,厚度和差异地形图在描绘随时间的变化时非常具有代表性,尽管正确的分区是必要的。术前(左)和玻璃体切除术后膜剥离(右)显示典型的 ERM。厚度图(顶部)显示中央黄斑内黄斑厚度的标准化。差异图(中间,右)显示相应的厚度减小程度。还显示了对应的 B 超扫描(底部)。

第8章 | 中心性浆液性脉络膜视网膜病变

Eduardo A. Novais, Luiz Roisman

摘要

中心性浆液性脉络膜视网膜病变(CSR)是一种视网膜神经感觉层浆液性脱离的疾病,其发生在从脉络膜毛细血管到视网膜色素上皮(RPE)泄漏的区域上(Hussain & Gass,1998;Wang等,2008;Yap & Robertson,1996)。其发病率约为每10/100 000,男性比女性高6倍(Hussain & Gass,1998;Wang等,2008;Yap & Robertson,1996)。发病年龄通常为30~50岁(Hussain & Gass,1998;Wang等,2008;Yap & Robertson,1996)。病理生理学未知;然而,目前比较公认的观点是初始脉络膜血管通透性过高导致上覆RPE的继发功能障碍(Hussain & Gass,1998;Wang等,2008;Yap & Robertson,1996)。

A型人格,外源性类固醇药物使用史和系统性高血压与CSR发展紧密相关(Hussain & Gass 1998;Wang等,2008;Yap & Robertson,1996)。浆液性视网膜脱离通常在大多数患者中自愈,其中80%~90%恢复至20/25或更好的视力(Hussain & Gass,1998;Wang等,2008;Yap & Robertson,1996)。一部分患者可能有复发性或慢性浆液性视网膜脱离,导致进行性RPE萎缩和视力下降到20/200或更严重的永久性视力丧失。在复发或慢性病例中,也可能发生脉络膜新生血管(CNV)(Hussain & Gass,1998;Wang等,2008;Yap & Robertson,1996)。

荧光血管造影术目前被认为是诊断的金标准,研究结果从局灶性渗漏的不连续区域到弥漫性RPE缺陷(Hussain & Gass,1998;Wang等,2008;Yap & Robertson,1996)(图8.1)。OCT在CSR患者的诊断、预后和随访中发挥着越来越重要的作用,特别是考虑到其与FA相比

具有非侵入性的特点(Iida,Hagimura,Sato & Kishi,2000;Piccolino等,2005;Yang,Jonas & Wei,2013)。OCT可以清楚地辨别RPE脱离的改变和视网膜下积液(图8.2)。OCT血管造影可以可视化脉络膜毛细血管的流动损伤和检测继发性的CNV(Feucht等,2016;Shinojima等,2016)。

关键的 OCT 特征

- 伴随浆液性黄斑脱离。
- 视网膜色素上皮脱离。
- 脉络膜增厚。
- 外层视网膜颗粒化(图8.2至图8.4)。
- OCT血管造影可以确定继发性脉络膜新生血管(图8.5)。

参考文献

Feucht N, Maier M, Lohmann CP, et al. OCT angiography findings in acute central serous chorioretinopathy. *Ophthalmic Surg Lasers Imaging Retina*. 2016;47:322–327.

Hussain D, Gass JD. Idiopathic central serous chorioretinopathy. *Indian J Ophthalmol*. 1998;46:131–137.

Iida T, Hagimura N, Sato T, et al. Evaluation of central serous chorioretinopathy with optical coherence tomography. *Am J Ophthalmol*. 2000;129:16–20.

Piccolino FC, de la Longrais RR, Ravera G, et al. The foveal photoreceptor layer and visual acuity loss in central serous chorioretinopathy. *Am J Ophthalmol*. 2005;139:87–99.

Shinojima A, Kawamura A, Mori R, et al. Findings of optical coherence tomographic angiography at the choriocapillaris level in central serous chorioretinopathy. *Ophthalmologica*. 2016;236:108–113.

Wang M, Munch IC, Hasler PW, et al. Central serous chorioretinopathy. *Acta Ophthalmol*. 2008;86:126–145.

Yang L, Jonas JB, Wei W. Optical coherence tomography-assisted enhanced depth imaging of central serous chorioretinopathy. *Invest Ophthalmol Vis Sci*. 2013;54:4659–4665.

Yap EY, Robertson DM. The long-term outcome of central serous chorio-retinopathy. *Arch Ophthalmol*. 1996;114:689–692.

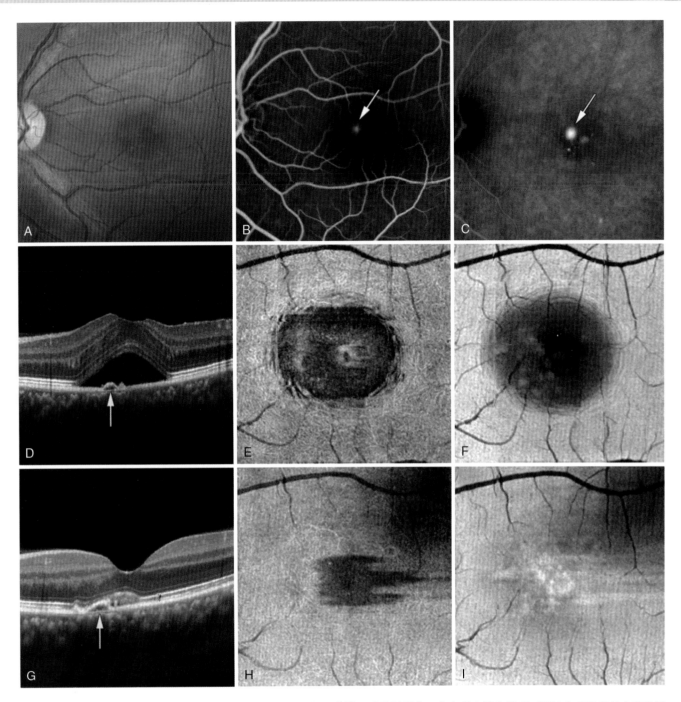

图 8.1　急性 CSCR 患者的多模式成像。(A)眼底照片显示视网膜神经感觉层脱离。荧光素血管造影(B,箭头)和吲哚菁绿血管造影表明"墨迹样"渗漏(C,白色箭头)。(D)基线 OCT B-扫描显示神经感觉视网膜的浆液性脱离和浆液性色素上皮细胞脱离(PED)(黄色箭头)。在内丛状层(IPM)(E)处分割的 en face OCT 和 RPE(F)显示对应继发于视网膜下积液体阻塞的信号损失的圆形低反射区域。(G)随访 OCT B-扫描显示视网膜下积液体的吸收与浆液性 PED 持续存在(黄色箭头)。(H)随访观察中 en face OCT 在 IPM 层分割。(I)RPE 层显示低反射区域的消退。

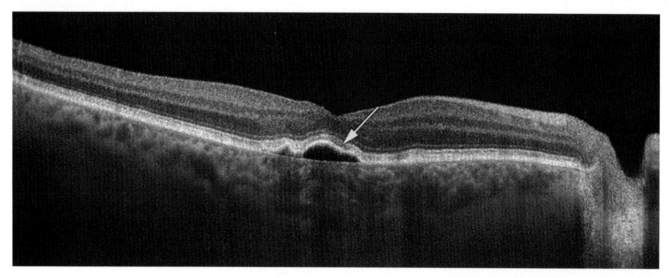

图 8.2   中心性浆液性脉络膜视网膜病变患者的 OCT B-扫描,与色素上皮脱离相关(黄色箭头)。

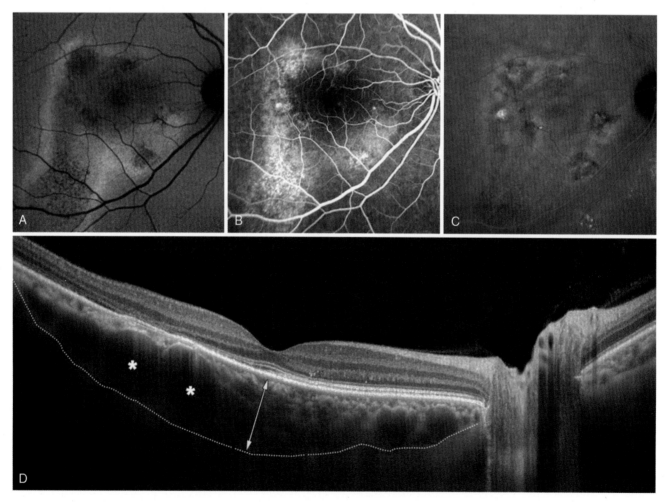

图 8.3   具有厚脉络膜和大脉络膜血管的非活动性 CSCR 患者的多模式成像。(A)眼底自发荧光能够识别与强荧光和弱自发荧光区域相关的经典标志。(B)荧光素血管造影显示由视网膜色素上皮缺损引起的强荧光区域。(C)吲哚菁绿血管造影显示通透性高的区域。(D)在 OCT B-扫描中,可以识别增厚的脉络膜(黄色虚线和黄色箭头)和扩张的脉络膜血管(白色星号)。

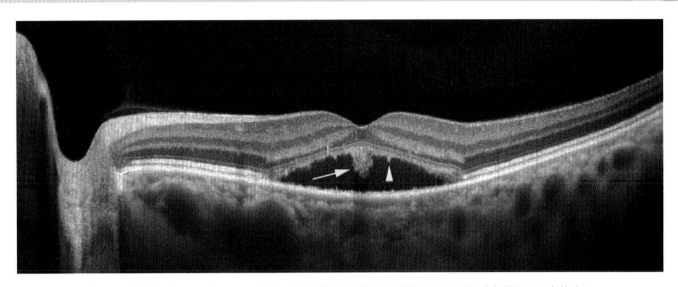

图 8.4　急性患者 CSCR 的 OCT B-扫描,与外部光感受器层的颗粒状变化相关(黄色箭头和三角箭头)。

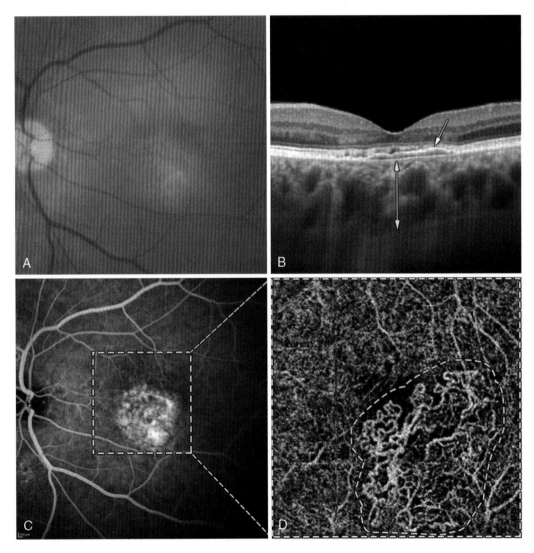

图 8.5　继发 CNV 的多模式成像 CSCR。(A)眼底照片显示没有视网膜内或视网膜下出血的斑驳 RPE。(B)以中心凹为中心的 OCT B-扫描显示平坦的 RPE 脱离(白色箭头),其与少量视网膜下积液和增厚的脉络膜和大的扩张血管(黄色箭头)相关。(C)中期荧光血管造影显示没有明显的渗漏。(D)在脉络膜毛细血管上分割的 OCT 血管造影图像清楚地显示新生血管膜复合物(黄色虚线)。

第 9 章 近视退行性黄斑病变

Darin R. Goldman

9.1 近视脉络膜新生血管膜

摘要

近视脉络膜新生血管膜(CNV)是 CNV 最常见的非年龄相关性黄斑变性 (AMD) 原因。高度近视导致 Bruch 膜和黄斑下视网膜色素上皮(RPE)的退行性改变，导致超过 10% 的高度近视眼中形成 CNV(Grossniklaus & Green，1992)相关的渗出，出血和(或)瘢痕形成导致相关的视力损害。虽然近视 CNV 的预后往往比继发于 AMD 的 CNV 预后更好，但如果不进行治疗，很大一部分患眼丧失视力。因此，近视 CNV 是全世界严重视力丧失和失明的主要原因。随着高度近视患病率的上升，这可能成为日益严重的黄斑病变。抗血管内皮生长因子(VEGF)治疗已成为近视 CNV 最有效的治疗方法，尽管其在大多数国家仍未得到应用。OCT 上近视 CNV 的出现通常比其他原因导致的 CNV 更为细微，

如果这是诊断的唯一依据，有时可能会被忽视(图 9.1.1 和图 9.1.2)。

关键的 OCT 特征

- 近视 CNV 在 OCT 上表现为高反射、界限清楚的圆形复合物。
- 通常，存在最小的相关渗出，例如，黄斑囊样水肿或视网膜下积液。
- 通常需要其他的辅助诊断方式如荧光素血管造影，来确认近视 CNV 的诊断(图 9.1.3 和图 9.1.4)。

参考文献

Grossniklaus HE, Green WR. Pathologic findings in pathologic myopia. *Retina*. 1992;12(2):127–133.

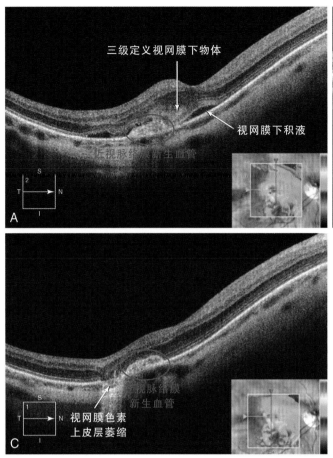

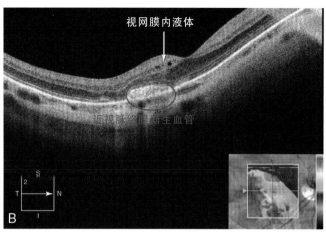

图 9.1.1　(A) 近视 CNV 在视网膜神经感觉层和 RPE 之间的视网膜下空间中表现为不太明确的高反射性圆顶形膨隆。存在相关的视网膜下积液和具有反射不均匀的不太明确的视网膜下物质。(B) 在最初的抗 VEGF 治疗后 1 个月, CNV 复合物可以更好地被观察到, 并且相关的渗出物通过一些残留的视网膜内液体被大部分吸收。(C) 在每月抗 VEGF 治疗后两个月, 所有相关的渗出物都已被吸收。CNV 形成视网膜下纤维化, 并出现一小部分 RPE 萎缩。(*Modified with permission Goldman, D. In press. Choroidal Neovascularization, Not AMD. In Duker J., Liang M [Eds.], Anti–VEGF Use in Ophthalmology.*)

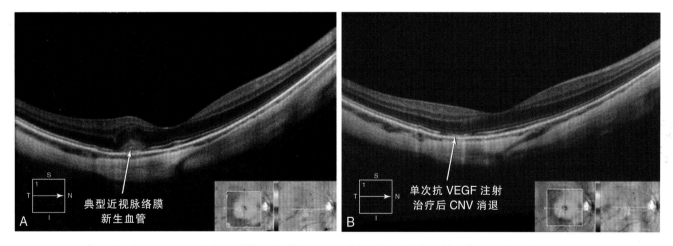

图 9.1.2　(A) 典型的近视 CNV, 显示为视网膜神经感觉层和 RPE 之间的圆顶形高反射区域。没有相关的渗出物。(B) 用单次抗 VEGF 注射治疗后, CNV 复合物完全消退。

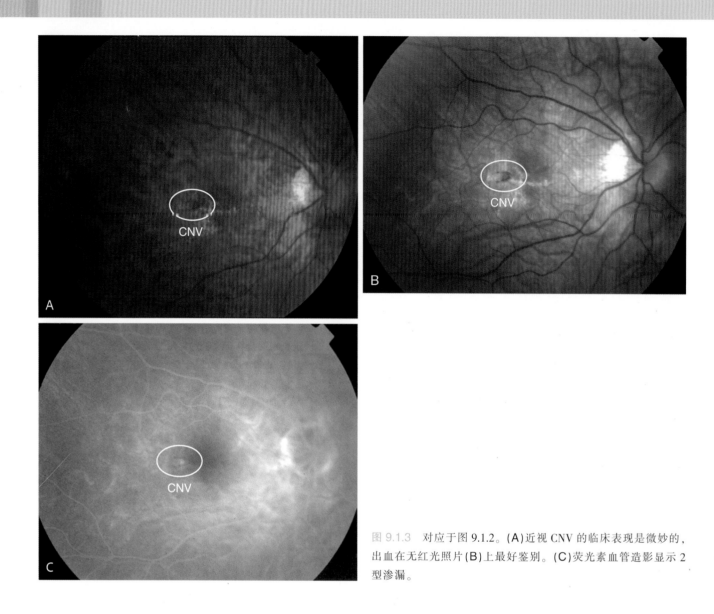

图 9.1.3　对应于图 9.1.2。(A)近视 CNV 的临床表现是微妙的，出血在无红光照片(B)上最好鉴别。(C)荧光素血管造影显示 2 型渗漏。

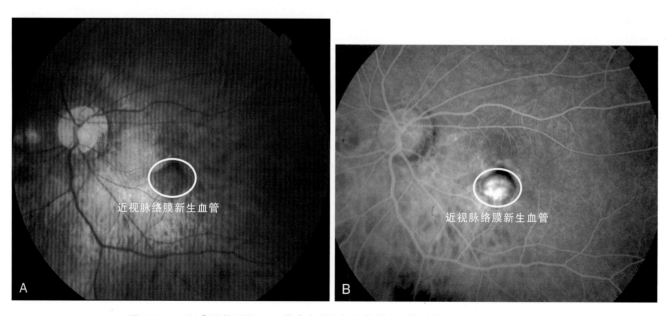

图 9.1.4　(A)典型的近视 CNV 临床表现和相应的荧光血管造影显示 2 型渗漏(B)。

9.2 高度近视性黄斑劈裂

摘要

近视是黄斑劈裂的最常见原因之一。其他原因包括青少年 X 连锁相关的视网膜劈裂、视神经病变和特发性病变。在高度近视的情况下黄斑劈裂被认为是由于异常的轴向伸长和进行性巩膜变薄导致的机械牵拉作用。随后由于诱发的异常玻璃体视网膜牵拉力而发生黄斑层的拉长或断裂。已经提出了更具描述性的术语"近视性扩张性视网膜病变",代表了这种可能的机制(Tsilimbaris,Vavvas & Bechrakis,2016)。劈裂通常发生在外网状层(OPL)和 Henle 纤维层(HFL)之间。然而,该劈裂可发生在内侧、中间或外侧黄斑层中。没有基于 OCT 的流行病学研究调查过近视性黄斑劈裂的发病率。随着近视/眼轴长度的增加和后葡萄肿的发生,近视性黄斑劈裂似乎更常见。视力可能会受到不同程度的影响,并且随着时间的推移,近视性黄斑劈裂会逐渐进展。当视觉症状或敏锐度逐渐恶化时,应考虑治疗。干预手段包括玻璃体切除术,有或没有内界膜剥离和(或)气体填充。

关键的 OCT 特征

• 劈裂可能发生在黄斑各层中;然而,外层最常受影响,留下较厚的内部视网膜和较薄的外部视网膜。

• 垂直径线在劈裂腔内的拉伸一般认为是 Müller 细胞起主导作用。

• 在 OCT 上可以注意到近视的其他相关特征,如葡萄肿、RPE 萎缩和玻璃体黄斑界面异常 (图 9.2.1 至图 9.2.6)。

参考文献

Tsilimbaris MK, Vavvas DG, Bechrakis NE. Myopic foveoschisis: an ectatic retinopathy, not a schisis. *Eye (Lond)*. 2016;30(2):328–329.

参考书目

Gohil R, Sivaprasad S, Han LT, et al. Myopic foveoschisis: a clinical review. *Eye (Lond)*. 2015;29(5):593–601.
Ober MD, Freund KB, Shah M, et al. Stellate nonhereditary idiopathic foveo-macular retinoschisis. *Ophthalmology*. 2014;121(7):1406–1413.

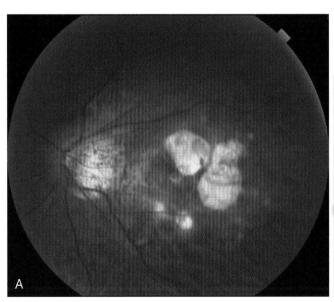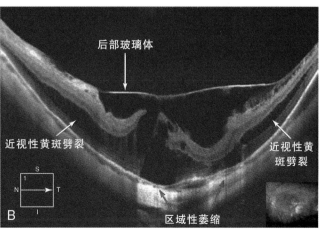

图 9.2.1 (A)具有显著萎缩性近视变性的典型近视性黄斑劈裂的眼底照片。(B)相应的 OCT 显示典型的近视性黄斑劈裂,其中分离平面位于视网膜外层内。

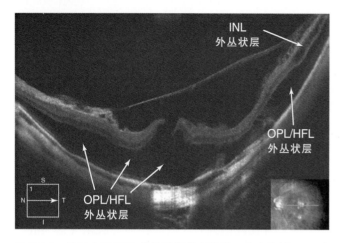

图 9.2.2　位于 OPL/HFL 内的近视黄斑劈裂。在内核层(INL)内可见小的受劈裂影响的区域。

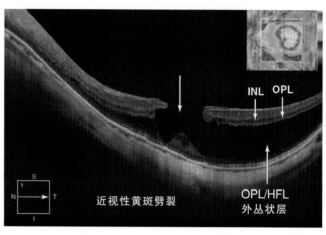

图 9.2.3　劈裂位于 OPL 和 HFL 之间的近视黄斑分裂的典型案例。INL 有助于定位。伴有层状黄斑裂孔,其通常与近视性黄斑劈裂相关。

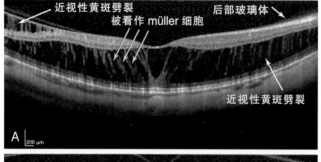

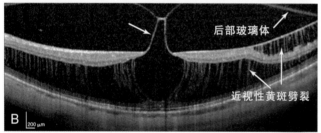

图 9.2.4　右眼(A)和左眼(B)在多层成像中显示出与近视黄斑劈裂相似的特征。玻璃体后膜仍然黏附在右眼的黄斑上,但是在左眼中抬起并伴有玻璃体黄斑牵引。在这种情况下,牵引力可能引起劈裂,以及与近视相关的病理性解剖学变化。

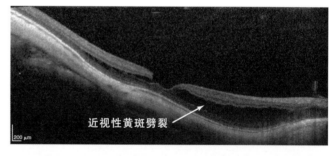

图 9.2.5　影响视网膜外层的近视性黄斑劈裂的另一个例子。

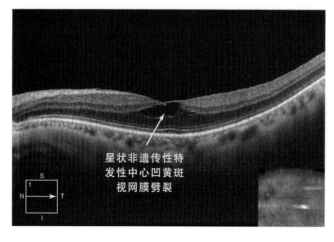

图 9.2.6　星状非遗传性特发性中心凹黄斑视网膜劈裂是一种 OCT 外观类似于近视性黄斑劈裂的病变。然而,受影响的患者既没有近视,也没有任何已知的遗传易感因素。

9.3　圆顶状黄斑

摘要

圆顶状黄斑是黄斑下方的向内或凸形的凹陷,其与后葡萄膜肿不同,并且仅在光学相干断层扫描(OCI)成像中明显。约 20% 的高度近视眼会发生。虽然发病机制尚不清楚,但目前比较公认的观点认为,黄斑下巩膜厚度的变化导致局部区域出现圆顶状,相对地向内凸起(Imamura 等,2011)。在没有并发 CNV 的情况下,通常存在视网膜下积液体(低反射空间)的相关"帽"。该液体可能与较大的穹顶相关并且视敏度降低,治疗无效,通常是非进展性的,并且发病机制未知。与圆顶形黄斑相关的黄斑凸起最常见于水平方向(Liang 等,2015),因此在垂直径向的 OCT B-扫描中可以达到最佳可视化(图 9.3.1)。圆锥形黄斑更可能发生在眼轴较长的年轻患者中。

关键的 OCT 特征

- 中央黄斑处有巩膜向内凸出;覆盖的黄斑沿着相同的轮廓,使其呈拱形结构。
- 垂直径向的 OCT 扫描最有可能检测到圆顶状黄斑的存在,在水平径向的 OCT 扫描中也比较明显(图 9.3.2)。
- 当存在低反射视网膜下腔/"帽"时,通常没有 CNV 的发生。

参考文献

Imamura Y, Iida T, Maruko I, et al. Enhanced depth imaging optical coherence tomography of the sclera in dome-shaped macula. *Am J Ophthalmol*. 2011;151(2):297–302.

Liang IC, Shimada N, Tanaka Y, et al. Comparison of clinical features in highly myopic eyes with and without a dome-shaped macula. *Ophthalmology*. 2015;122(8):1591–1600.

参考书目

Caillaux V, Gaucher D, Gualino V, et al. Morphologic characterization of dome shaped macula in myopic eyes with serous macular detachment. *Am J Ophthalmol*. 2013;156(5):958–967.

Gaucher D, Erginay A, Lecleire-Collet A, et al. Dome-shaped macula in eyes with myopic posterior staphyloma. *Am J Ophthalmol*. 2008;145(5):909–914.

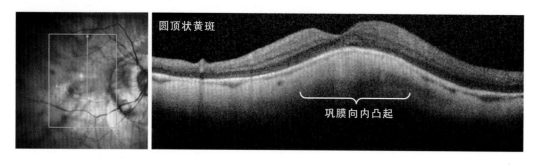

图 9.3.1   垂直径向的 OCT 扫描显示中央黄斑处的巩膜向内凸起，这是典型的圆顶状黄斑。

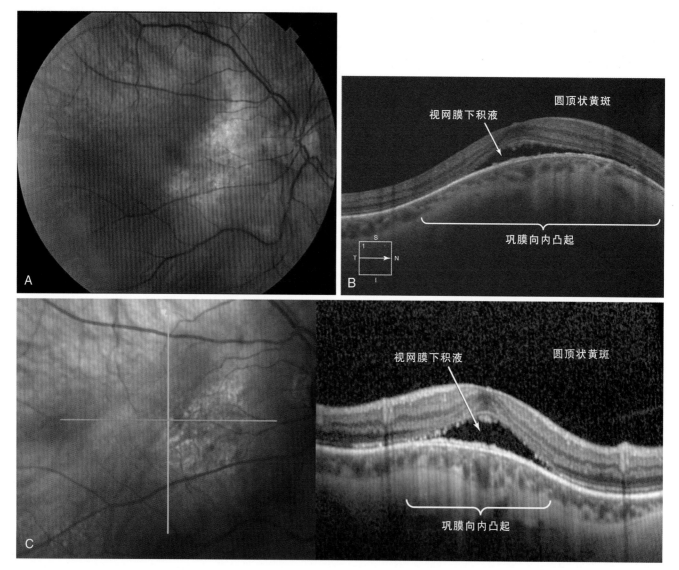

图 9.3.2   (A)存在后葡萄膜肿的高度近视的彩色眼底照片。(B)水平径向的 OCT 扫描显示圆顶状黄斑，其具有相应的下方巩膜的向内凸起。存在视网膜下积液，其在治疗和不治疗的情况下长时间没有变化。(C)垂直径向的 OCT 扫描显示与(B)相同的特征；然而，圆顶形的高度不太明显，这是非典型的。

9.4　后葡萄膜肿

摘要

　　轴向眼轴的增长在病理性近视眼中导致眼球的整体延长。随着这种延长，可以发生眼球壁中的局部向外凸出，称为"后葡萄膜肿"。这些区域的曲率比周围的眼球壁更陡。已有许多类型的后葡萄膜肿得到描述（Hsiang 等，2008），最常见的是卵形，并且涉及中央黄斑和视神经（Frisina 等，2016）。后葡萄膜肿的存在与近视程度密切相关，并且存在于多达 50% 的病理性近视眼中（Ohno-Matsui 等）。在较轻微的病例中，仅根据临床症状检测出后葡萄膜肿比较困难。OCT 图像具有的深度信息特性使该成像模式特别适用于检测葡萄膜肿，特别是在周围毛细血管或黄斑位置的病变（图 9.4.1 至图 9.4.3）。其他的黄斑病理改变通常与葡萄膜肿，例如劈裂、CNV、视网膜前膜、玻璃体黄斑牵引（VMT）和牵拉分离同时出现。葡萄膜肿应与这些病变相鉴别。

关键的 OCT 特征

- OCT 上视网膜层的正常水平外观在后葡萄膜肿中消失，有利于后部巩膜的弯曲。
- 视网膜、脉络膜和巩膜的后弯曲发生在葡萄肿的边缘。
- OCT 最有助于识别周围毛细血管和黄斑葡萄肿。
- 黄斑葡萄膜肿应与其他与高度近视相关同时存在的黄斑病变相鉴别。

参考文献

Hsiang HW1, Ohno-Matsui K, Shimada N, Hayashi K, Moriyama M, Yoshida T, Tokoro T, Mochizuki M, et al. Clinical characteristics of posterior staphyloma in eyes with pathologic myopia. *Am J Ophthalmol*. 2008;146(1):102–110.
Ohno-Matsui K, Alkabes M, Salinas C, Mateo C, Moriyama M, Cao K, Yoshida T, et al. Features of posterior staphylomas analyzed in wide-field fundus images in patients with unilateral and bilateral pathological myopia. *Retina*. 2016;[Epub ahead of print].

参考书目

Frisina R, Baldi A, Semeraro F, Cesana BM, Parolini B, et al. Morphological and clinical characteristics of myopic posterior staphyloma in Caucasians. *Graefes Arch Clin Exp Ophthalmol*. 2016;[Epub ahead of print].

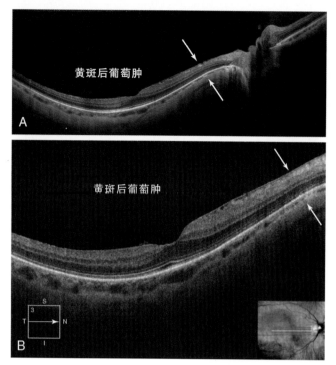

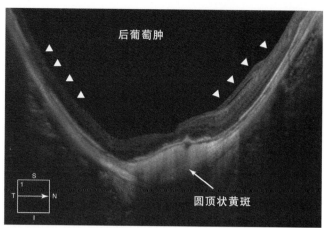

图 9.4.2　涉及后极部的后葡萄膜肿，包括视神经(未图示)和黄斑。黄斑边缘的曲率和涉及的范围半径很广(三角箭头)。注意一个圆顶状黄斑的存在(见本章 9.3)，这是相对平坦的中心凹轮廓。(With permission from Duker, J.W., Waheed, N.K., Goldman, D.R., 2014. Handbook of Retinal OCT: Optical Coherence Tomography, 9.1, 46–47. Saunders, Philadelphia.)

图 9.4.1　(A)黄斑后葡萄肿的广角 OCT 图像。在视神经附近存在一个偏折点，其中巩膜以及上面的视网膜和脉络膜向上弯曲(箭头之间)。后葡萄膜肿在颞侧并且延伸到成像区域之外。(B)同一黄斑后葡萄膜肿的高倍放大后的 OCT 视图。

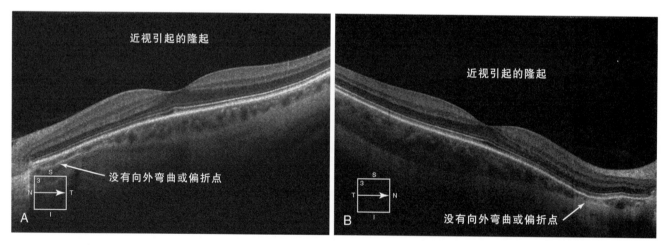

图 9.4.3　应将近视引起的隆起与后葡萄膜肿区分开。近视度数较低时，近视引起的隆起很常见。黄斑对角线倾斜很常见。然而，与后葡萄膜肿不同，没有向外弯曲或偏折点。

羟氯喹毒性

Darin R. Goldman

第 10 章

摘要

硫酸羟氯喹(Plaquenil)可导致不可逆的黄斑毒性。这种毒性比历来报道的更为普遍，长期使用者的发病率高达 7.5%(Melles & Marmor，2014)。发生毒性的风险与日剂量和总体治疗持续时间相关，并且更可能伴有肾功能损伤和他莫昔芬药物使用史。按推荐剂量给药 5 年后，羟氯喹黄斑毒性的风险小于 1%。羟氯喹的日剂量应保持低于 5 mg/kg 净体重(Marmor 等，2016)。

当来源于羟氯喹的黄斑毒性在临床上有明显症状时，已经存在晚期疾病。在临床上明显的体征或症状出现之前，多种诊断方法可用于帮助识别其最早可检测到的毒性。这些方法包括眼底荧光造影、视野检测、多焦视网膜电图(mfERG)和 OCT。其中，OCT 是最容易获得的，也是检测早期病理变化最敏感的一种检查。OCT 上最早的毒性征象是外侧视网膜层[内部区段/外部区段/椭圆体区域，即(IS/OS/EZ)]在旁中心凹分布中丢失(图 10.1)。这些早期的变化有时通过厚度地形图可以更好地可视化，而不是通过结构 B-扫描。在中度毒性时，中心凹周边的外层视网膜逐渐丢失，保存的中心凹组织导致碟形外观或"飞碟样"标志(图 10.2 至图 10.4)。

临床上出现的靶心性黄斑病变仅在毒性的晚期阶段出现。随着持续进展，弥漫性、严重的光感受器损失继续发展，伴随继发性损伤和视网膜色素上皮细胞(RPE)的损伤(图 3-4)。即使伴有晚期黄斑病变，内部视网膜仍保持相对正常。

关键的 OCT 特征

- 羟氯喹黄斑病变的最早征象包括中心凹周围视网膜变薄、视锥细胞的丢失，以及 IS/OS/EZ 的破坏。

- 颞下黄斑是羟氯喹毒性发生最早的位置(Marmor，2012)。

- 视网膜厚度地形图对于识别早期毒性可能比结构 B-扫描更敏感。

- "飞碟样"征象是重度或中等毒性的表现。

参考文献

Marmor MF. Comparison of screening procedures in hydroxychloroquine toxicity. *Arch Ophthalmol*. 2012;130(4):461–469.

Marmor MF, Kellner U, Lai TY, et al. Recommendations on screening for chloroquine and hydroxychloroquine retinopathy (2016 Revision). *Ophthalmology*. 2016;123(6):1386–1394.

Melles RB, Marmor MF. The risk of toxic retinopathy in patients on long-term hydroxychloroquine therapy. *JAMA Ophthalmol*. 2014;132(12):1453–1460.

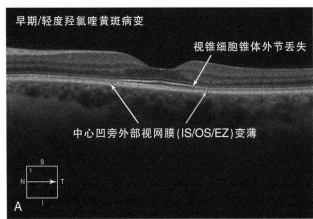

早期/轻度羟氯喹黄斑病变

视锥细胞锥体外节丢失

中心凹旁外部视网膜(IS/OS/EZ)变薄

图 10.1　早期羟氯喹黄斑病变。(A)早期黄斑病变的征象在颞侧(黄色箭头)比鼻侧(白色箭头)更明显。在颞侧,IS/OS/EZ层有衰减。在该区域内部为视锥细胞光感受器层的丢失。(B)相应的 OCT 厚度图,说明在旁中心凹分布中(星号和红色框)外部视网膜出现轻度变薄。ILM,内界膜;RPE,视网膜色素上皮细胞。

A

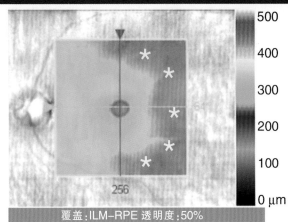

覆盖:ILM-RPE 透明度:50%

高清模式

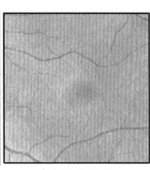

ILM-RPE 厚度(µm)

中心凹:256,64

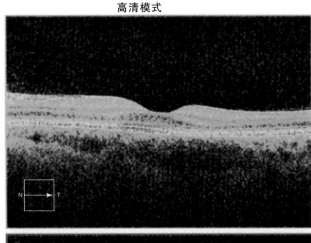

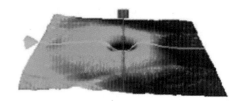

ILM-RPE

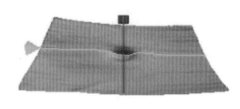

ILM

多样化:
常态分布

99%
95%
5%
1%

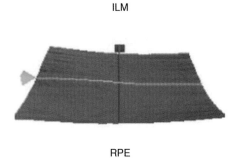

RPE

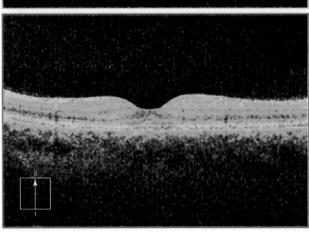

B

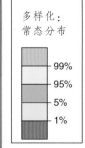	中心凹分区厚度(µm)	容积体积(mm³)	容积平均厚度(µm)
ILM-RPE	230	9.2	256

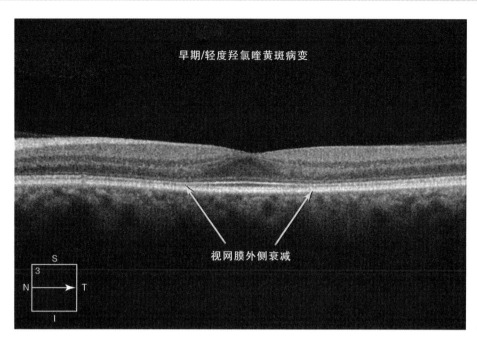

图 10.2　早期羟氯喹黄斑病变。在旁中心凹分布中存在微小的外部视网膜信号衰减。

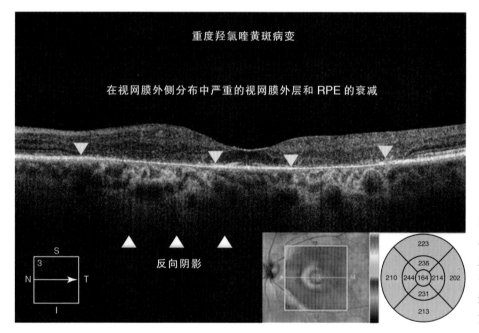

图 10.3　重度羟氯喹黄斑病变。在中心凹周围分布中(黄色箭头之间)存在严重的视网膜外层和 RPE 的衰减。由于显著的 RPE 衰减,存在局部反向阴影。厚度图(插图)显示全范围、严重的黄斑萎缩。

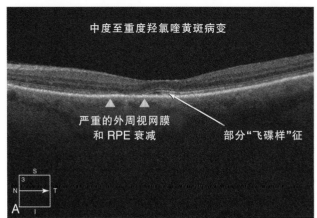

图 10.4   中度至重度羟氯喹黄斑病变。(A)最严重的外周视网膜和 RPE 衰减位于鼻腔(箭头之间)。保留中心凹中央外视网膜的结果为明显的部分"飞碟样"征。(B)在相应的厚度图上明显的严重的、广泛的外部黄斑萎缩。

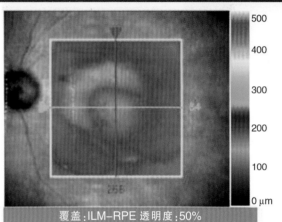

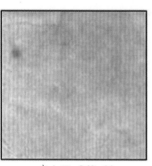

ILM-RPE 厚度(μm)   中心凹:262,66

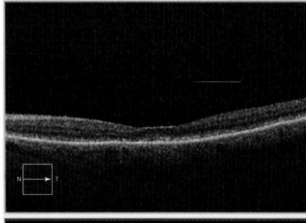

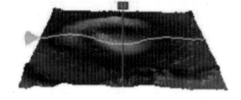

ILM-RPE

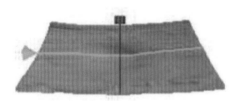

ILM

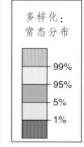

RPE

多样化：
常态分布

	中心凹分区厚度(μm)	容积体积(mm³)	容积平均厚度(μm)
ILM-RPE	161	7.8	215

B

卵黄样营养不良

Shilpa Desai, A. Yasin Alibhai

第 11 章

摘要

卵黄样变性的定义为视网膜色素上皮（RPE）层内或层下的脂褐素的异常积聚（Agrawal，2012）。卵黄样变性通常是常染色体显性遗传，并且认为是由外周蛋白/视网膜慢性变性（RDS）等基因缺陷引起的（Schatz等，2003）。

发病年龄通常为30~50岁。患者可能会出现视力下降或视物变形。卵黄样营养不良的视力丧失通常是轻微的，许多患者在眼科筛查期间是无症状的。

视网膜检查将显示黄斑中的黄色或色素沉积物。该病通常是双侧的，但可能是不对称的。荧光血管造影可显示脂褐素沉积区域的阻塞，以及由染色引起的晚期强荧光的病变（图11.1）。OCT显示RPE层中或下方的沉积物（图11.2）。卵黄样营养不良可能与视网膜下积液或脉络膜新生血管形成有关。

卵圆样营养不良的鉴别诊断包括其他原因引起的营养不良，包括Best病变、年龄相关性黄斑变性、脉络膜炎和特发性脉络膜新生血管形成。

除非发生脉络膜新血管（CNV），通常卵黄样营养不良的典型治疗方式为监测。在这种情况下，需要使用抗血管内皮生长因子。

要点

- 卵黄样营养不良是视网膜RPE层中脂褐素的异常积聚。
- OCT上显示为RPE上方的沉积物。
- 随着时间的推移，沉积物可能消失并且出现视网膜下的低反射光亮。
- 卵黄样营养不良可能与视网膜下积液或脉络膜新生血管形成有关。
- 治疗通常需要监测，如果有并发的CNV则需要治疗。

参考文献

Agrawal A. *Gass' Atlas of Macular Diseases*. 5th ed. Chapter 5: Heredodys-trophic disorders affecting the pigment epithelium and retina. Philadelphia: Elsevier; 2012:239–426.

Schatz P, Magnus A, Eksandh L, et al. Macular appearance by means of OCT and electrophysiology in members of two families with different mutations in RDS (the peripherin/RDS gene). *Acta Ophthalmol Scand*. 2003;81(5):500–507.

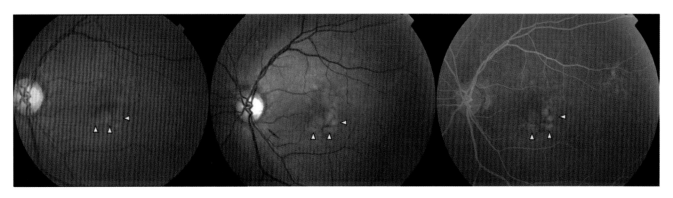

图 11.1　彩色眼底照片，无红光和荧光血管造影图像显示脂褐素在中心凹处积聚。

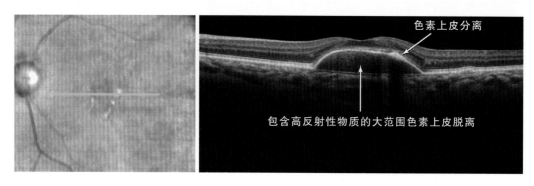

图11.2 对应于图11.1的OCT扫描。在其内部存在大的视网膜色素上皮分离，其中具有与细胞样病变相对应的高反射物质。

黄斑毛细血管扩张症

Carlos A. Moreira Neto, Carl Rebhun

第 **12** 章

摘要

黄斑毛细血管扩张症表现为中年及老年人的视网膜血管异常。视网膜毛细血管床的异常包括血管扩张和弯曲、动脉瘤、血管渗漏和硬性渗出物的沉积。1 型黄斑毛细血管扩张症，被认为是 Coats 病的一种表现形式，通常是单侧的，在男性中更常见。毛细血管扩张的血管在黄斑的颞侧可见，并与渗出物有关。2 型黄斑毛细血管扩张症是一种双侧疾病，无性别差异。随着颞侧毛细血管扩张，中心凹视网膜透明度下降。在 2 型中很少见到渗出。随着疾病进展，可发生晶体样物质沉积和视网膜色素上皮(RPE)增生并且可能进展为 CNV。

要点

1 型

- 多见于男性且单侧。

- 存在渗出(图 12.1)。
- OCT：
  - 尽管视网膜下积液也可能存在，但囊样黄斑水肿是最突出的特征(图 12.2)。
  - 存在可能与视网膜下积液相关的囊样视网膜内水肿。

2 型

- 双侧发病。
- 颞侧存在微动脉瘤异常。
- 存在 RPE 增生(图 12.3)。
- OCT：
  - 视网膜内低反射区域，在多层处具有层状缺损，通常位于中心凹中心的正后方(图 12.4)。
  - 色素沉积和萎缩可能与慢性疾病一起发展。
- OCTA：
  - 中心凹无血管区可能变得不规则。
  - 毛细血管萎缩，血管密度降低。
  - 扭曲和拖曳(图 12.5)。

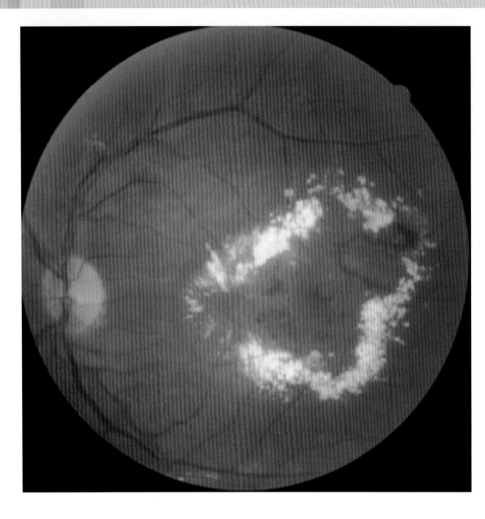

图 12.1 彩色眼底照片显示 1 型黄斑毛细血管扩张症患者的黄斑毛细血管扩张。

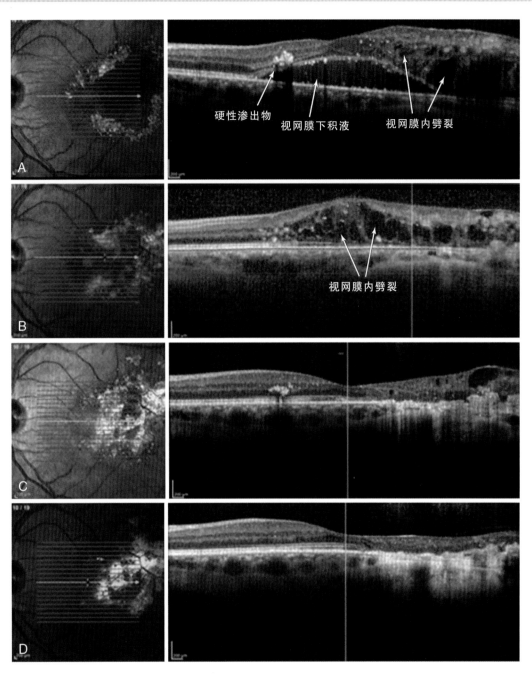

硬性渗出物　视网膜下积液　视网膜内劈裂

视网膜内劈裂

图 12.2 OCT（对应于图 12.1 中的 1 型黄斑毛细血管扩张的眼睛），治疗前 (A) 和治疗后 (B–D)。(A) 注意视网膜内低等反射和中等反射，视网膜下积液和视网膜内囊腔及高反射沉积物，相应的硬性渗出物。视敏度为 20/200。(B) 局部网格状激光治疗后和一次玻璃体内贝伐单抗注射治疗后 3 个月的 OCT 图像。视敏度为 20/60。(C) 第二次网格状激光和一次玻璃体内贝伐单抗注射后 3 个月的 OCT。视敏度为 20/30。(D) (C) 之后 3 个月的 OCT。视敏度为 20/30。

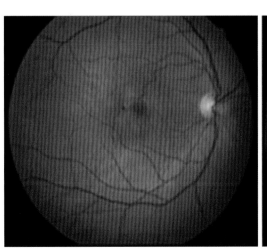
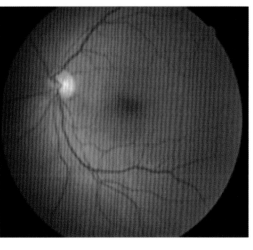

图 12.3 2 型黄斑毛细血管扩张的患者的彩色眼底照片显示中心凹反射的丢失，并且在双眼的颞侧中心凹区域中具有微小的微动脉瘤异常。右眼的彩色照片显示 RPE 结合和增生以及黄斑中心凹萎缩。

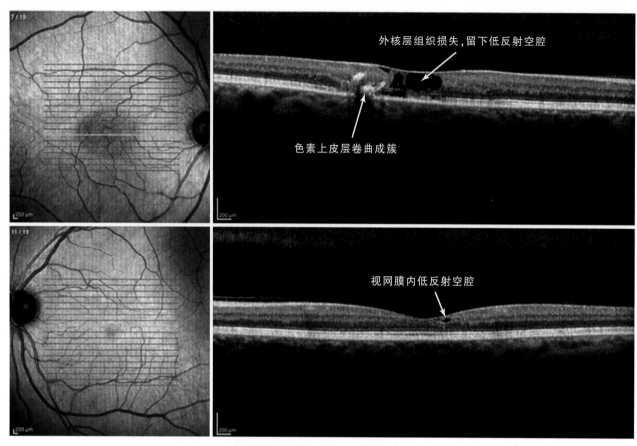

外核层组织损失,留下低反射空腔

色素上皮层卷曲成簇

视网膜内低反射空腔

图 12.4 2 型黄斑毛细血管扩张症中的 OCT(对应于图 12.3 中的患者)。在右眼(上图)中,存在来自外核层的组织损失和 IS / OS /椭圆体的萎缩。在左眼(下图)中,存在小的视网膜内低反射空腔。

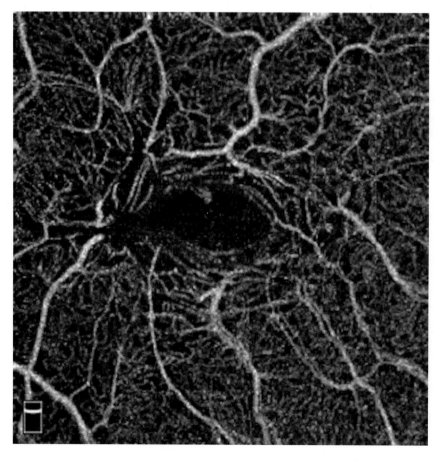

图 12.5 OCT 血管造影显示 2 型黄斑毛细血管扩张的表面分割(对应于图 12.3 中的患者的右眼)。注意不规则的中心凹无血管区。

孤立囊样黄斑水肿

Shilpa Desai, A. Yasin Alibhai

第 **13** 章

摘要

囊样黄斑水肿(CME)是由于黄斑的细胞内空间中液体的渗漏和积聚导致的黄斑中的视网膜增厚。CME的症状包括视力丧失、色觉/对比敏感度降低、视物变形、视物变小或视野盲点。CME可由多种病因引起,最常见的是在眼科手术之后发生(图13.1)。视网膜下积液体首先积聚在外丛状层内。潜在的光感受器功能受到液体和结构改变的影响,导致视力丧失。临床表现是许多小囊性腔与中心凹聚集成花瓣状排列 (图13.2)。荧光素血管造影显示黄斑中的晶体样渗漏。OCT显示黄斑中液体的囊性积聚(图13.3)。CME通常是自限性疾病。当需要治疗时,它适用于特定的潜在病因,通常包括局部和玻璃体内皮质类固醇。

要点

- 囊样黄斑水肿(CME)定义为黄斑区的视网膜增厚。

- OCT显示主要位于外丛状层内大的低反射性囊性空间,尽管也可能涉及内丛状层和内核层(图13.4)。

- 严重病例可能出现液体溢出到视网膜下腔。

参考书目

Afshar AR, Fernandes JK, Patel RD, et al. Cystoid macular edema associated with fingolimod use of multiple sclerosis. *JAMA Ophthalmol.* 2013; 113(1):103–107.

Augustin A, Loewenstein A, Kuppermann BD. Macular edema. General pathophysiology. *Dev Ophthalmol.* 2010;47:10–26.

Rotsos TG, Moschos MM. Cystoid macular edema. *Clin Ophthalmol.* 2008; 24:919–930.

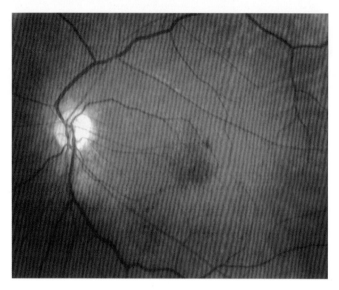

图 13.1 玻璃体黄斑水肿的患者玻璃体切除术后视网膜脱离修复的彩色眼底照片,显示正常的黄斑中心凹反射丧失。

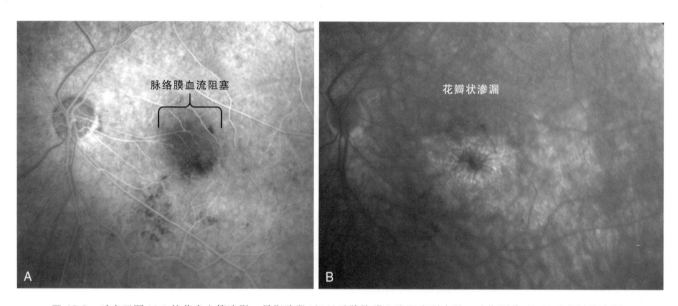

图 13.2 对应于图 13.1 的荧光血管造影。早期阶段(A)显示脉络膜血流阻塞到水肿。晚期图像(B)显示花瓣状渗漏。

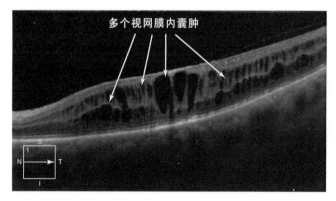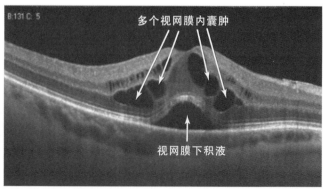

图 13.3 对应于图 13.1 和图 13.2 的 OCT B-扫描。可以看到主要在外丛状层中的视网膜增厚和视网膜内液体。

图 13.4 对于有睫状体炎和严重 CME 的患者,其 OCT B-扫描显示多个视网膜内囊肿主要在外丛状层中,但也涉及内核层。此外,存在视网膜下积液。

影响黄斑的其他疾病 | 第14章

Shilpa Desai, A. Yasin Alibhai, Jay S. Duker

14.1 血管样条纹

摘要

血管样条纹是 Bruch 膜中的线性裂缝。它们是由于 Bruch 膜的胶原蛋白层和弹性层破裂引起的。血管样条纹有许多潜在的病因，包括弹性假黄瘤、Ehler Danlos 综合征、Paget 病、镰状细胞贫血和其他血红蛋白病变(Paton，1972)。血管样条纹可能以三种不同的方式引起视力改变。首先，条纹可能穿过中心凹，导致视网膜色素上皮(RPE)丧失。对眼睛的轻微创伤可导致脉络膜破裂，导致黄斑下出血和视力丧失。最后，继发性脉络膜新生血管(CNV)可引起出血和黄斑水肿。临床检查显示橙红色至棕色线性不规则的，从周围区域径向延伸到外周眼底的条纹状改变。荧光素血管造影显示沿着覆盖 RPE 层沉积的不规则的强荧光条纹(图 14.1.1)。OCT 显示横截面的血管样条纹是 Bruch 膜中的不连续性导致(图 14.1.2)。虽然没有具体的治疗方式，但应该处理任何潜在的全身疾病。CNV 是视力丧失的主要原因，可采用抗血管内皮生长因子治疗(Martinez-Serrano 等，2016)。

要点

- 血管样条纹是 Bruch 膜中的线性裂缝，由于弹性层和胶原蛋白层的破坏引起。
- 视觉症状由继发性出血或 CNV 引起。
- OCT 上显示 Bruch 膜-RPE 复合体中的血管样条纹断裂。
- 可使用 OCT 有效地检测和监测 2 型的继发CNV。

参考书目

Martinez-Serrano MG, Rodriguez-Reyes A, Guerrero-Naranjo JL, et al. Long-term follow-up of patients with choroidal neovascularization due to angioid streak. *Clin Ophthalmol*. 2016;11:23–30.

Paton D. *The Relation of Angioid Streaks to Systemic Disease*. Springfield, IL: Charles C Thomas; 1972.

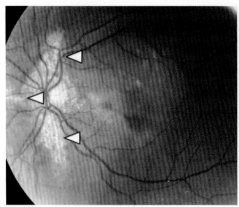
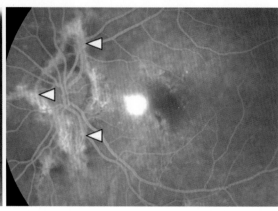

图 14.1.1 彩色眼底照片和荧光素血管造影照片显示 RPE 的丢失在周边视乳头区域的血管样条纹改变（白色二角箭头）。鼻侧黄斑存在继发性 CNV。

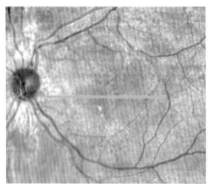
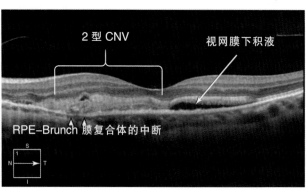

图 14.1.2 OCT B-扫描对应于图 14.1.1 RPE-Bruch 膜复合体（BM）的血管样条纹区域。同时有 2 型 CNV 病变相关的视网膜下积液和视网膜下高反射物质。

14.2　X 连锁相关的青少年视网膜劈裂

摘要

　　X 连锁视网膜劈裂,或称青少年视网膜劈裂(XLJR),是仅影响男性的遗传性视网膜病变。它是由视网膜色素基因(RS-1)的突变引起的。该疾病的发病率和严重程度存在相当大的差异。

　　临床标志物是视网膜劈裂导致的黄斑囊性视网膜变化(星状黄斑病变)和周边视网膜的上抬(图 14.2.1 和图 14.2.2)。还可能发生外周视网膜劈裂、玻璃体积血和视网膜脱离的玻璃膜样改变。OCT 是可用于确认诊断的最有用的影像工具。

关键的 OCT 特征

* 发生内视网膜层和外视网膜层的分裂 (劈裂) (图 14.2.1 和图 14.2.3)。

* 内视网膜层和视网膜外层的后视网膜囊性变化类似于黄斑囊样水肿,但延伸到黄斑之外,并且不会导致广泛的黄斑增厚。

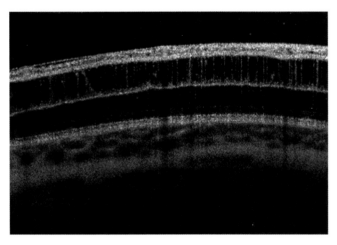

图 14.2.1　OCT 上的 X 连锁相关劈裂。注意内部和外部视网膜的分裂,没有视网膜脱离的迹象。

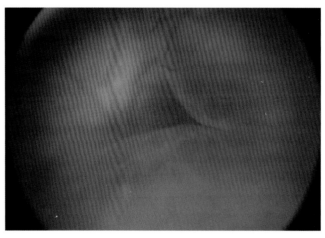

图 14.2.2　相应的彩色眼底照片显示视网膜劈裂的广泛周边视网膜抬高。

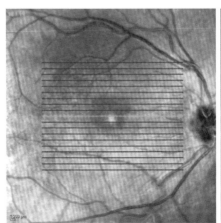
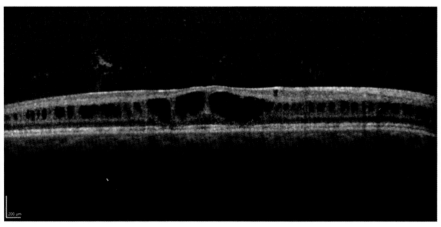

图 14.2.3　一名 16 岁男性患者的黄斑 OCT 显示典型的后极部弥漫性内外劈裂。

14.3   眼皮肤白化病

摘要

眼部白化病可以几种形式在临床上发生。如果仅涉及眼睛,则称其为眼白化病,其中最常见的是 X 连锁隐性遗传。如果皮肤和眼睛都受到影响,则称为眼皮肤白化病(OC albinism)。眼皮肤白化病最常见为遗传性的常染色体退行性变。临床上,眼底显示色素减退,但是在幼儿很难将正常改变与疾病区分开来。然而,大多数受影响的儿童有眼球震颤和虹膜透照(图 14.3.1)。有趣的是,患者没有夜盲症或色觉问题。经典的临床表现是中心凹反射不灵敏(图 14.3.2)。在 OCA 患者中,排除 Hermansky–Pudlak 综合征和 Chediak–Higashi 综合征非常重要,因为这些疾病可能与重要的血液学异常有关。

关键的 OCT 特征

- 存在中心凹凹陷的缺失或严重钝化(图 14.3.3)。

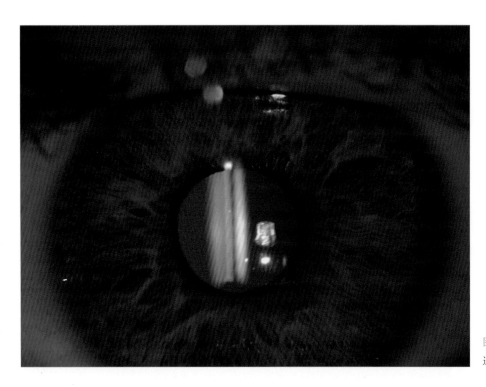

图 14.3.1   典型的虹膜透射光缺陷,通过逆向照明可视化。

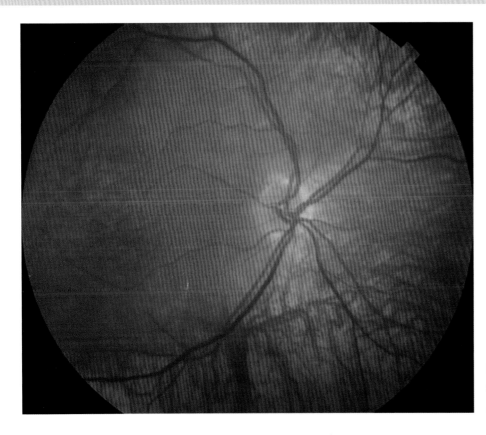

图 14.3.2 典型的眼皮肤白化病患者。眼底照片显示整个眼底的中心凹反射和色素减退都是迟钝的。

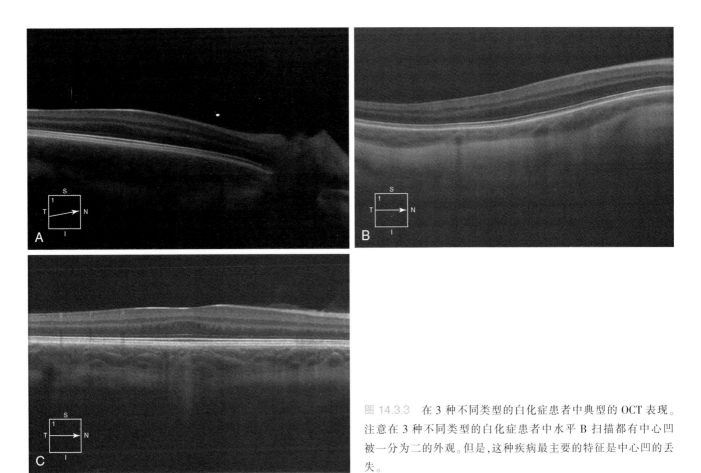

图 14.3.3 在 3 种不同类型的白化症患者中典型的 OCT 表现。注意在 3 种不同类型的白化症患者中水平 B 扫描都有中心凹被一分为二的外观。但是,这种疾病最主要的特征是中心凹的丢失。

14.4 视网膜下全氟化碳

摘要

全氟化碳(PFC)是一种致密的合成液体,用于玻璃体切除术后的填充,以使视网膜变平。在潜在的视网膜下空间下这种液体的渗漏是可能的。OCT 是用于检测视网膜下 PFC 存在的最明确的诊断方式,其具有独特的外观。重要的是该病变可以完全与其他视网膜下的不同病理状况区分开来。

关键的 OCT 特征

- 有一个圆顶形的高反射空间,圆顶和平底位于视网膜下方(图 14.4.1 和图 14.4.2)。
- 内部反射率与正常的玻璃体腔相当。
- 覆盖的视网膜层聚集成薄片,且主要是高反射性的。
- 在全部下方脉络膜中可能存在反向阴影。

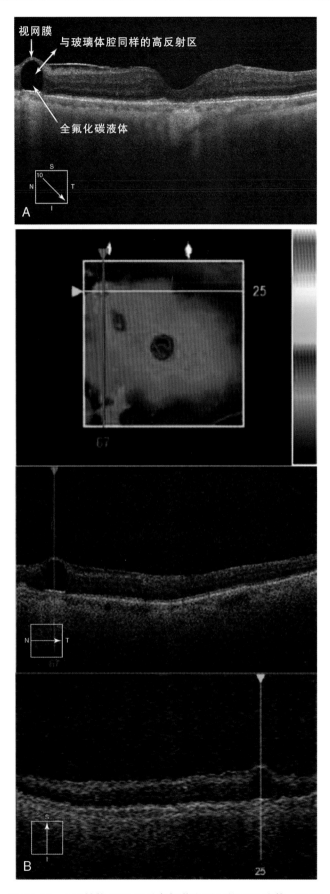

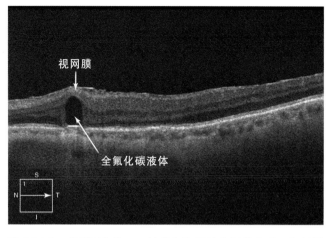

图 14.4.2 黄斑下方的 PFC 液体气泡显示特征性表现，包括圆顶、平底和压缩的上层视网膜。

图 14.4.1 (A)结构 OCT 显示鼻侧黄斑下面的 PFC 液体。(B)以 PFC 气泡为中心显示的视网膜厚度图。

（容蓉 黎彪 李秋玉 张丽娟 译 邵毅 校）

第 3 部分

血管阻塞性疾病

糖尿病性视网膜病变 | 第 **15** 章

Nadia K. Waheed

15.1 糖尿病性黄斑水肿

摘要

糖尿病性黄斑水肿(DME)的特征在于黄斑的增厚和水肿,其可在糖尿病性视网膜病变(DR)的任何阶段发生。高血糖水平可损害视网膜微循环,导致异常渗透和缺血。血管渗透性增加可导致液体和富含脂质的渗出物渗漏到周围的视网膜中,破坏正常的视网膜结构,并且若在中心凹附近则会降低视敏度(VA)(图 15.1.1和图 15.1.2)。临床上显著的黄斑水肿已在很大程度上被累及中心凹的黄斑水肿所取代,并作为抗血管内皮生长因子(VEGF)阶段的治疗指征。OCT 是 DME 的诊断、监测治疗和随后进展中最重要的辅助检查手段。

关键的 OCT 特征

- 视网膜下和视网膜内积液是 DME 的主要特征,在 OCT 上表现很明显(图 15.1.3)。
- 由于中心凹厚度增加,OCT 上外层视网膜呈现低反射。
- 渗出物可被视为视网膜内的高反射斑点。

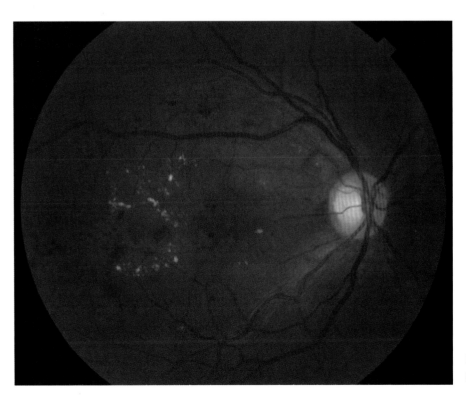

图 15.1.1 彩色眼底照片显示硬性渗出物、视网膜内出血、微动脉瘤和棉绒斑。

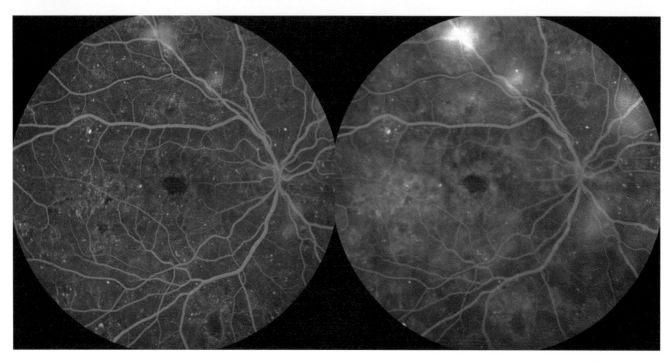

图 15.1.2   早期荧光素钠血管造影(FFA)显示微动脉瘤,晚期则显示视网膜后极部血管弥漫性渗漏。

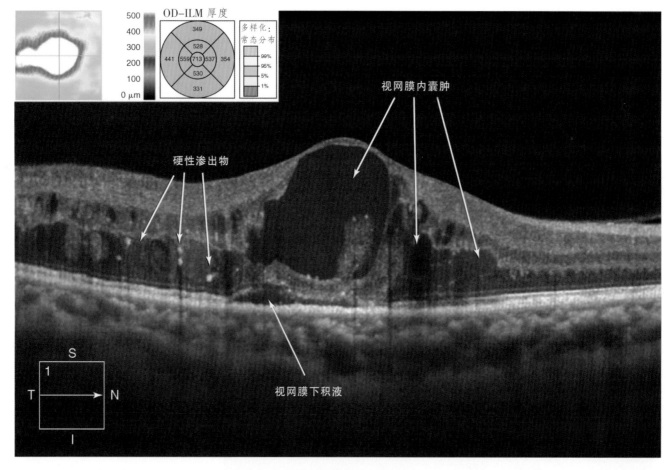

图 15.1.3   通过中央黄斑的 OCT B-扫描显示黄斑区增厚并伴有囊性变。可以通过 C-扫描(插图)上的厚度图的伪影来显示增厚的
面积和程度。视网膜厚度图还提供关于增厚的定量信息。硬性渗出物可被视为高反射簇。还有一些视网膜下积液,其内部区域/外部
区域/椭圆形区域叠加变形。ILM,内界膜。

15.2　非增殖性糖尿病性视网膜病变

摘要

非增殖性糖尿病性视网膜病变(NPDR)是由糖尿病引起的视网膜病变的最早阶段。视网膜小血管的损伤可导致神经纤维层(NFL)阻塞(棉絮斑)、硬性渗出物(图 15.2.1)和视网膜内出血的形成。其他微血管异常,包括微动脉瘤以及扩张或迂曲的血管,也可以进展(图 15.2.2)。严重的 NPDR 可能出现静脉串珠样改变和视网膜内微血管异常(IRMA)。根据新生血管形成的风险,NDPR 分为轻度、中度和重度。NPDR 的视力下降主要发生于糖尿病性黄斑水肿(DME)的进展中,这可能发生在疾病的任何阶段(图 15.2.3)。

关键的 OCT 特征

- 硬性渗出物在视网膜中表现为高反射簇。
- MA 具有均匀的内部反射和高反射外缘。
- 棉绒斑表现为 NFL 内的高反射性区域。

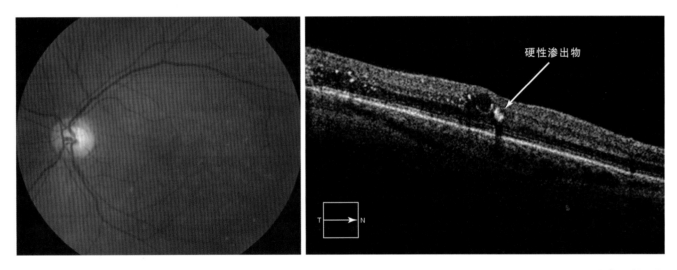

硬性渗出物

图 15.2.1　彩色眼底照片和相应的 OCT 扫描显示硬性渗出物。硬性渗出物在 OCT 成像中表现为不规则形状的视网膜内高反射性病变。

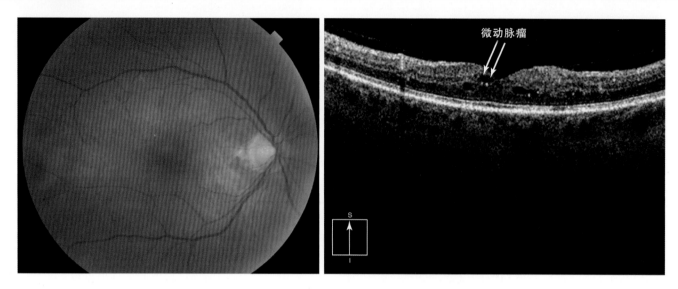

图 15.2.2　彩色眼底照片和相应的 OCT 扫描显示微动脉瘤。

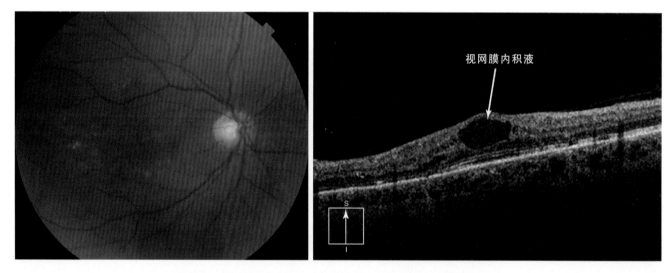

图 15.2.3　彩色眼底照片和相应的 OCT 扫描显示视网膜内积液。

15.3　增殖性糖尿病性视网膜病变

摘要

长期的高血糖水平可损害视网膜微循环系统并导致局部缺血，从而导致诸如血管内皮生长因子从缺血区视网膜释放，诱导新生血管的形成。这些新生血管通常很脆弱，容易渗漏。增殖性糖尿病性视网膜病变(PDR)的特征在于视盘和视网膜引起的新生血管形成，其可引起视网膜前出血和玻璃体积血(图 15.3.1 和图 15.3.2)。随后新生血管的纤维化产生牵拉力，导致视网膜脱离(图 15.3.3)。PDR 引起的出血可能导致视力下降，但这通常会由于血液重吸收而恢复。累及黄斑的牵拉性脱离导致的视力丧失通常是永久性的。OCT 对于记录累及黄斑的牵拉性视网膜脱离的存在非常有用，特别是当受影响的区域浅层分离时。

要点

- PDR 的特征在于视网膜新生血管的形成。
- OCT 上新生血管的形成可视为突出到视网膜中的高反射血管环。
- 牵拉性视网膜脱离的定义依赖于视网膜下积液的存在。它们以重叠的牵引带为特征。

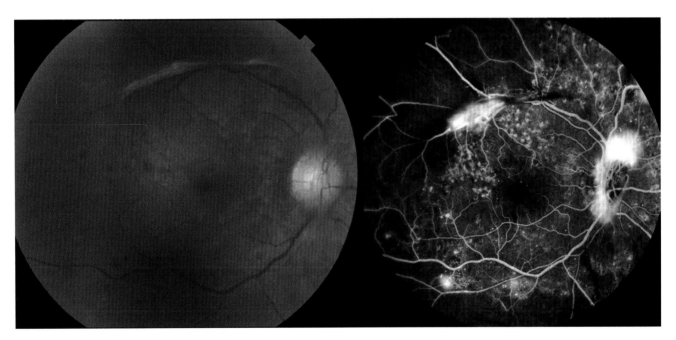

图 15.3.1　在彩色眼底照片和伴随的荧光素血管造影照片上均可看到视网膜和视盘的颞上弓有新生血管形成。

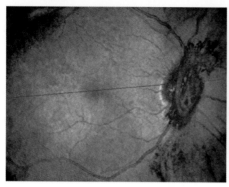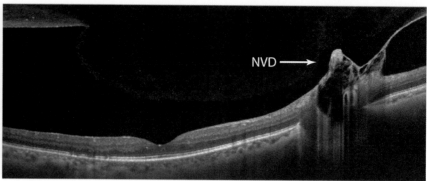

图 15.3.2　对应于图 15.3.1 的 OCT 扫描。通过视盘的新生血管形成区域的线性扫描显示高反射性新生血管形成并进入玻璃体腔。NVD,视盘的新血管形成。

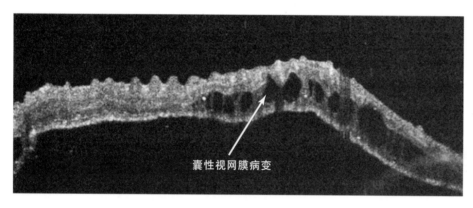

图 15.3.3　OCT 显示的牵拉性视网膜脱离,对应于图 15.3.1 所示的颞上方新生血管形成。视网膜增厚伴有相关的囊样改变。

视网膜静脉阻塞性疾病

Caroline R. Baumal, Nadia K. Waheed

第**16**章

16.1 视网膜分支静脉阻塞

摘要

视网膜分支静脉阻塞(BRVO)是由于视网膜中央静脉的一个分支阻塞所致。发病机制涉及来自视网膜动脉粥样硬化支流的机械压迫、退行性血管变化和血栓形成。它是糖尿病性视网膜病变后第二常见的视网膜血管性疾病。5 年发病率为 0.6%,随年龄增长而增加。典型的发病年龄为 60~70 岁,可有上下波动。风险因素包括高血压、心血管疾病、高脂血症、肥胖和青光眼。在某些情况下,高凝状态可能起作用。临床检查显示与视网膜出血相关的视网膜静脉阻塞的扩张和迂曲。棉絮斑、脂性渗出、黄斑水肿、视网膜新血管形成和毛细血管无灌注可能是其伴随的特征。

OCT 视网膜成像以及荧光造影可有助于预测和监测治疗效果。BRVO 通常有较好的预后,视力的恢复主要依据之前视网膜缺血区域和中心凹的状态。BRVO 的后遗症(特别是黄斑水肿和新生血管)治疗可能包括抗VEGF 以及视网膜光凝术。

关键的 OCT 发现

- OCT 是诊断黄斑水肿,确定是否累及黄斑中心凹,确定治疗效果的关键工具。

- OCT 结果包括黄斑囊样水肿、出血引起的视网膜内高反射信号、水肿及出血阴影、视网膜下积液(图16.1.1)。

- 即使黄斑囊样水肿消退,中心凹感光层破坏,特别是椭圆球区和外界膜(ELM),也与较差的视力预后相关。

参考书目

Kang HM, Chung EJ, Kim YM, et al. Spectral-domain optical coherence tomography (SD-OCT) patterns and response to intravitreal bevacizumab therapy in macular edema associated with branch retinal vein occlusion. *Graefes Arch Clin Exp Ophthalmol.* 2013;251(2):501–508.

Lim HB, Kim MS, Jo YJ, et al. Prediction of retinal ischemia in branch retinal vein occlusion: spectral-domain optical coherence tomography study. *Invest Ophthalmol Vis Sci.* 2015;56(11):6622–6629.

Spaide RF, Lee JK, Klancnik JK Jr, et al. Optical coherence tomography of branch retinal vein occlusion. *Retina.* 2003;23:343–347.

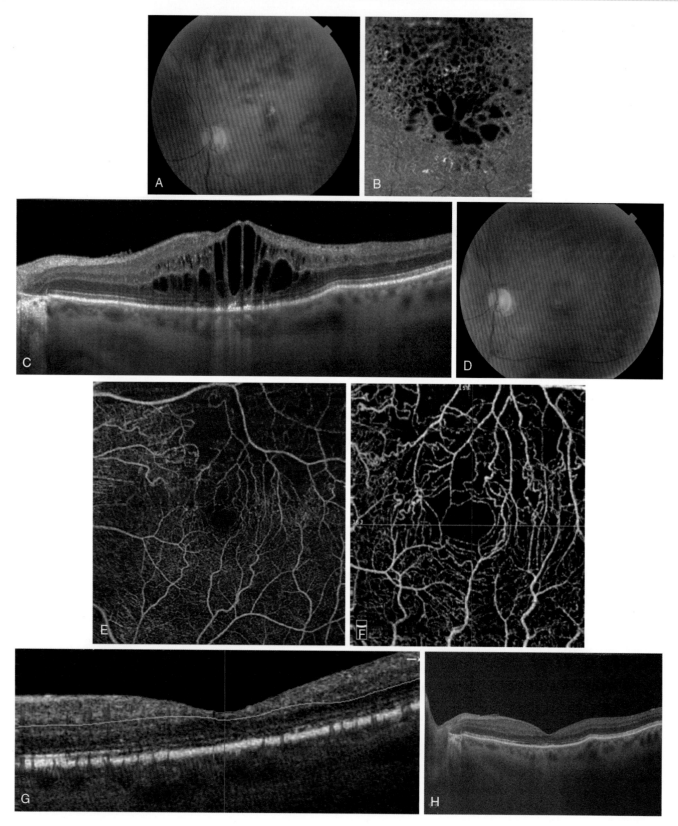

图 16.1.1   (A)左眼的眼底照片显示颞上方分支静脉阻塞并伴有明显的视网膜出血。(B)en face OCT 扫描显示继发于视网膜内囊肿的具有高反射的黄斑囊样水肿。(C)B-扫描显示黄斑囊样水肿。(D)左眼的眼底照片显示出血的缓解。(E 和 F)浅表和深部神经丛的 OCT 血管造影显示血管扩张、血管迂曲和毛细血管消失,表明视网膜缺血。(G)具有血管信号覆盖的 OCT B-扫描。(H)黄斑的 OCT B-扫描显示水肿消退,但残留 ELM 和外部视网膜中可能的 IS/OS 连接破坏。

16.2　视网膜中央静脉阻塞

摘要

视网膜中央静脉阻塞(CRVO)是由于在筛板上或其附近中央视网膜静脉的阻塞所致。CRV 是内部视网膜的主要静脉引流系统,引流系统的破坏可导致缺血、黄斑水肿和(或)新生血管形成,从而造成严重视力丧失。CRVO 的发病机制被假设为遵循 Virchow 三联体用于静脉血栓形成的原理,涉及血管壁损伤、血流停滞和高凝固性。CRVO 的患病率和 15 年发病率为 0.2%。

危险因素包括高龄、糖尿病、高脂血症、高血压、心血管疾病、肥胖、高眼压、青光眼和高凝状态。

CRVO 分为非缺血性——这是一种轻度形式,或为缺血性;其分类对预后和治疗有影响。临床表现包括视网膜静脉的扩张和迂曲, 以及所有四个象限的视网膜出血(图 16.2.1A~C)、视盘水肿、棉絮斑(神经纤维层阻塞)、脂质渗出物、黄斑囊样水肿、视网膜缺血,以及随后的虹膜和角膜新生血管形成的后遗症所导致缺血性 CRVO 亚型的青光眼。荧光素血管造影结果包括延迟静脉充盈、视网膜毛细血管无灌注、视网膜静脉染色、视网膜水肿和新生血管形成。治疗包括最大化控制系统性危险因素、玻璃体腔注射抗血管内皮生长因子(抗 VEGF)或皮质类固醇药物,以及全视网膜激光光凝术用于显著的新生血管形成。

关键的 OCT 特征

- OCT 是诊断相关黄斑水肿, 评估所累及的视网膜层以及确定治疗效果的关键(图 16.2.2 和图 16.2.3)。
- 视敏度与 OCT 测量的黄斑增厚呈负相关。
- 治疗黄斑水肿后,光感受器(尤其是椭圆球区)和视网膜结构的不连续性与较差的视敏感度相关。

参考书目

Laouri M, Chen E, Looman M, et al. The burden of disease of retinal vein occlusion: review of the literature. *Eye (Lond)*. 2011;25(8):981–988.

Martinet V, Guigui B, Glacet-Bernard A, et al. Macular edema in central retinal vein occlusion: correlation between optical coherence tomography, angiography and visual acuity. *Int Ophthalmol*. 2012;32(4):369–377.

Shin HJ, Chung H, Kim HC. Association between integrity of foveal photoreceptor layer and visual outcome in retinal vein occlusion. *Acta Ophthalmol*. 2011;89:e35–e40.

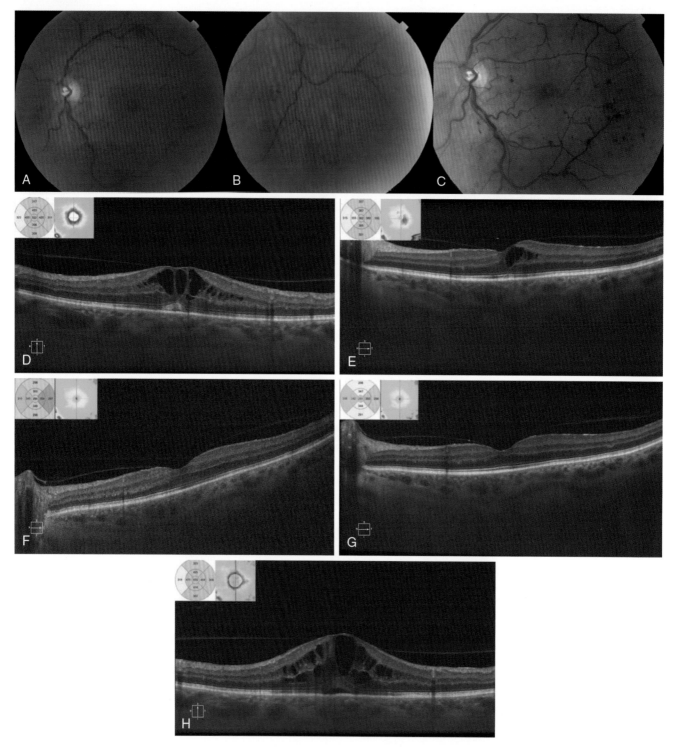

图 16.2.1 (A–C)患有轻度视网膜中央静脉阻塞(CRVO)和黄斑囊样水肿(CME)的患者的彩色和无赤光眼底照片。(D)OCT B-扫描显示 CME 在内核层中具有较大的中央囊肿和较小的中心凹周围囊肿。注意玻璃体黄斑附件。首先给予抗 VEGF 注射。(E)抗 VEGF治疗后 4 周,中心凹下厚度减少至 362μm,视力提高至 20/40。(F)在两次抗 VEGF 治疗后 3 个月,黄斑囊样水肿消退,视力恢复到20/20。给予抗 VEGF 治疗。(G)三次抗 VEGF 治疗后,CME 完全消退,此时没有给予治疗。(H)CME 在消退后 6 个月复发,中心凹下厚度为 655μm。她的最后一次抗 VEGF 是在 CME 复发前 3 个月。

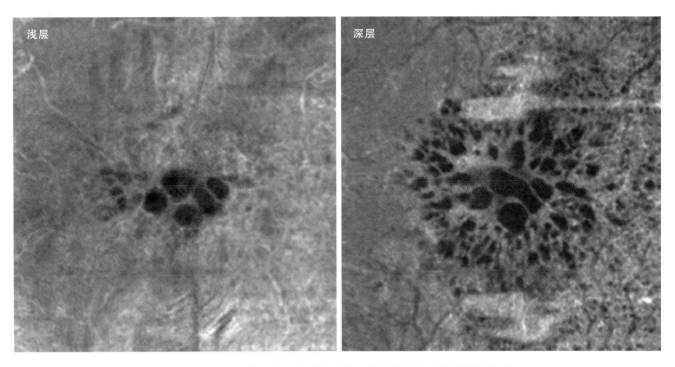

浅层 深层

图 16.2.2 En face 图像突出显示,黑色囊肿在视网膜深处比视网膜浅层更突出。

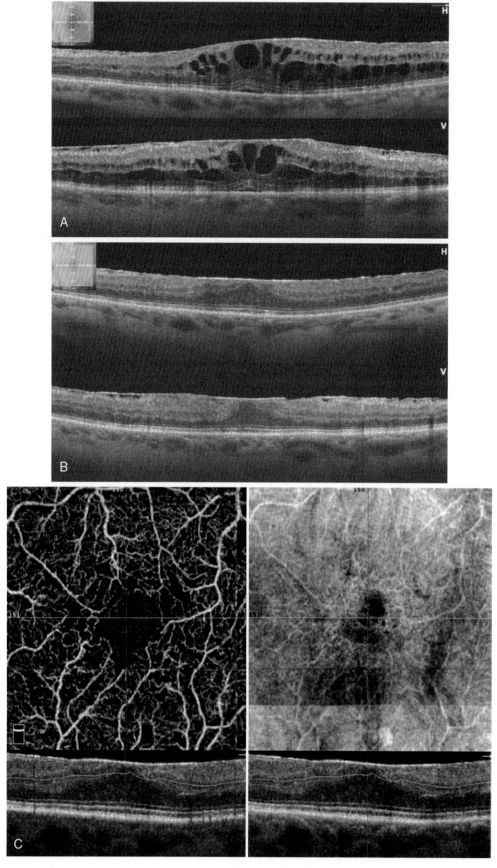

图 16.2.3　(A)以中心凹为中心的两次 OCT B-扫描。视网膜内囊肿在中心区域较大而在中心凹旁区域尺寸减小。可看到少量的视网膜下积液和视网膜前膜。中心凹厚度为 560μm。(B)抗 VEGF 治疗后 4 周,囊肿已消退,但残留的视网膜前膜明显。(C)OCT 显示毛细管空间异常加宽,即使没有 CME 存在。

视网膜动脉阻塞性疾病

Caroline R. Baumal, Nadia K. Waheed

第 **17** 章

17.1 视网膜分支动脉阻塞

摘要

视网膜分支动脉阻塞(BRAO)是由视网膜中央动脉的一个分支阻塞所导致。最常见的原因是继发于颈动脉斑块或心脏的栓子。不太常见的非栓塞性原因包括血管痉挛和炎症及高凝状态。由于与发病率和死亡率增加相关,因此对心血管疾病和颈动脉疾病的医学评估很重要。患者通常为 70 岁或以上,并且存在无痛、单侧、部分视力丧失。

在永久丧失视力之前的一过性黑矇可能代表栓子,它导致视网膜动脉暂时闭塞,随后释放到远端血液循环中。BRAO 的位置通常位于视网膜动脉分叉处,其中动脉管腔较窄。视网膜缺血性变白和内部视网膜水肿沿着闭塞的分支动脉的路径进展。其他特征包括 60% 的眼睛可见栓子、受累血管的变窄和瘢痕、血流分割和棉絮斑。临床特征通常在急性 BRAO 中才具有诊断性,而荧光素血管造影和 OCT 有助于显示 BRAO 特征(图 17.1.1)。在急性 BRAO 被解决之后,OCT 可以很好地有助于诊断视网膜内部萎缩和视网膜内层结构的丧失。

关键的 OCT 发现

- OCT 可显示 BRAO 中视网膜的结构性损伤。

- 急性发作时,OCT 显示受累的视网膜内层高反射率增加,并且在阻塞发生时视网膜增厚。

- 急性 BRAO 的视网膜内部变化可影响下方视网膜外层的细节。

- 在慢性 BRAO 中,OCT 显示神经纤维层和内部视网膜萎缩,而外核层和相邻的光感受器/ RPE 层保持其生理厚度。

- OCTA 可显示急性 BRAO 眼的血流不足,以区分视网膜内神经丛的受累。

参考书目

Chu YK, Hong YT, Byeon SH, et al. In vivo detection of acute ischemic damage in retinal arterial occlusion with optical coherence tomography: a "prominent middle limiting membrane sign.". *Retina*. 2013;33(10):2110–2117.

Coady PA, Cunningham ET, Vora RA, et al. Spectral domain optical coherence tomography findings in eyes with acute ischaemic retinal whitening. *Br J Ophthalmol*. 2015;99(5):586–592.

Ritter M, Sacu S, Deak GG, et al. In vivo identification of alteration of inner neurosensory layers in branch retinal artery occlusion. *Br J Ophthalmol*. 2012;96(2):201–207.

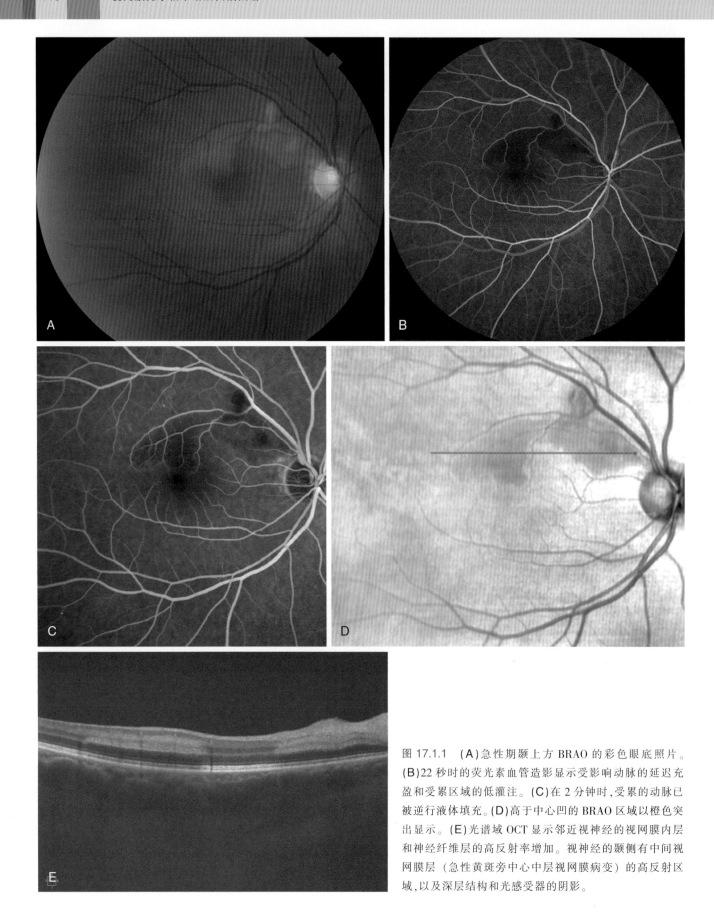

图 17.1.1 （A）急性期颞上方 BRAO 的彩色眼底照片。(B)22 秒时的荧光素血管造影显示受影响动脉的延迟充盈和受累区域的低灌注。(C)在 2 分钟时，受累的动脉已被逆行液体填充。(D)高于中心凹的 BRAO 区域以橙色突出显示。(E) 光谱域 OCT 显示邻近视神经的视网膜内层和神经纤维层的高反射率增加。视神经的颞侧有中间视网膜层（急性黄斑旁中心中层视网膜病变）的高反射区域，以及深层结构和光感受器的阴影。

17.2　视网膜中央动脉阻塞

摘要

视网膜中央动脉阻塞(CRAO)是由视网膜中央动脉阻塞引起的,视网膜中央动脉是眼动脉的主要分支。视网膜中央动脉为视网膜内层和视神经表面提供氧气和营养。阻塞的原因通常是栓塞,但也可能是血栓形成、炎症、创伤或血管痉挛。相较于年轻患者,在 70 岁以上的患者中,巨细胞动脉炎更可能是潜在的原因。危险因素包括动脉粥样硬化、心脏病、凝血障碍、年龄为60~65 岁、男性、吸烟和糖尿病。其他危险因素包括心内膜炎、心房黏液瘤、血管炎性疾病和血栓易感性。患者通常表现为突然、急性、无痛的单侧视力丧失。发病时,75%~90% 的眼睛是指数/手动。眼底镜检查显示中央"樱桃红斑",由苍白的缺血性视网膜包围。淡白色继发于视网膜内缺血;红斑是幸存的中心凹,仅从脉络膜循环接受血液供应。随着时间的推移,动脉可以再通,并且内部水肿随着之后的萎缩而被清除。视神经萎缩则导致永久性视力丧失。预测视力恢复很差,有超过 90%的人最终视力为眼前指数甚至更差。仅在 90 分钟后就会发生神经组织的不可逆损伤,而对于 CRAO 的栓塞原因目前尚无有效的治疗方法。

CRAO 的诊断通常依赖于病史以及临床经验,荧光造影常显示中央动脉的充盈。OCT 可以准确地显示视网膜内层增厚、透明度增加以及视网膜内层层次不清。慢性的 CRVO 常显示为内层视网膜厚度减少,同时视网膜色素细胞层(RPE)形态完整。

关键的 OCT 发现

● 在急性 CRAO 中,OCT 显示视网膜内层增厚,RPE、光感受器和外核层似乎相对不受影响(图 17.2.1 和图 17.2.2)。

● 慢性 CRAO 显示视网膜内萎缩和黄斑中心凹的凹陷丧失(图 17.2.2)。

参考书目

Ahn SJ, Woo SJ, Park KH, et al. Retinal and choroidal changes and visual outcome in central retinal artery occlusion: An optical coherence tomography study. *Am J Ophthalmol.* 2015;159(4):667–676.

Chen H, Chen X, Qiu Z, et al. Quantitative analysis of retinal layers' optical intensities on 3D optical coherence tomography for central retinal artery occlusion. *Sci Rep.* 2015;5:9269. doi:10.1038/srep09269.

Kapoor KG, Barkmeier AJ, Bakri SJ. Optical coherence tomography in retinal arterial occlusions: case series and review of the literature. *Semin Ophthalmol.* 2015;30:74–79.

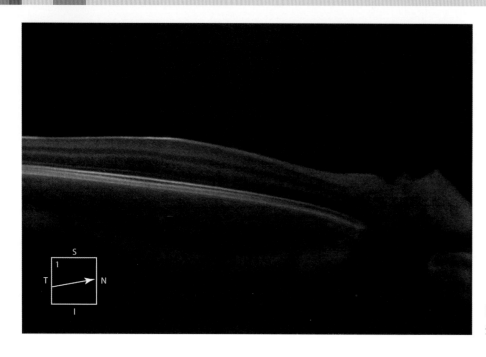

图 17.2.1   急性 CRAO 中,伴中心凹旁苍白和樱桃红斑。

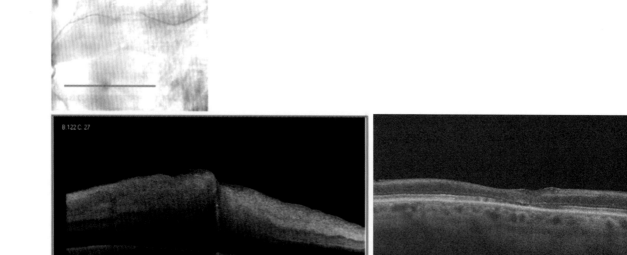

图 17.2.2   (A)在急性 CRAO 中,内层视网膜增厚、透明,遮蔽椭圆球体和脉络膜结构。(B)1 年后,视网膜内层结构丧失,没有明显的中心凹下陷。RPE 保持不变。

(叶蕾 石文卿 林启 译 李娟 校)

第 4 部分

葡萄膜炎和炎症性疾病

非感染性葡萄膜炎

Eduardo Uchiyama, Darin R. Goldman, Nora W. Muakkassa

第 **18** 章

18.1 Birdshot 视网膜脉络膜病变

摘要

Birdshot 视网膜脉络膜病变(BSRC)是一种双侧、慢性、特发性炎症性疾病,主要影响视网膜和脉络膜。其特征是轻度前房炎症、玻璃体炎、视网膜血管炎和多发性色素退变的眼底病变。Birdshot 视网膜脉络膜病变与人白细胞抗原密切相关(HLA)–A29(图 18.1.1)。OCT 是用于监测疾病活动和治疗反应的最常见的成像方式。OCT 上呈现的黄斑图样差异不一,包括正常外观,轻度视网膜结构破坏(图 18.1.2 至图 18.1.7),甚至严重的水肿或萎缩性改变。检测和监测囊样黄斑水肿(CME)尤为重要,因为这是视网膜脉络膜病变患者视力下降的最常见原因。除了黄斑变薄外,在增强 OCT 可以看到患病时间久的患者脉络膜变薄。OCT 上观察到的病变与临床上观察到的病变或吲哚菁绿血管造影观察到的病变(ICGA)不存在相关性。除了囊样黄斑水肿,伴有视力减退的视网膜脉络膜病变其他次要特征包括视网膜前膜(ERM)形成、视网膜变薄、脉络膜新生血管膜(CNV)和板状黄斑裂孔形成。在晚期病例中,弥漫性视网膜功能障碍可导致严重的视力丧失,与视网膜变薄和内段/外段/椭球区(IS / IO / EZ)的破坏有关。

关键的 OCT 特征

- 囊样黄斑水肿视力丧失的最常见原因。

- 视网膜变薄和 IS/IO/EZ 的破坏随着疾病的进展而恶化并且与视力丧失相关。

- 在成功的治疗后,OCT 上可显示出囊样黄斑水肿的消退,并且在一些患者中,外部视网膜病变也可见改善。

- 增强 OCT 有助于揭示长期患病患者中脉络膜变薄情况(图 18.1.4 和图 18.1.5)。

- 与其他炎性脉络膜视网膜病症类似,EMR 和 CNV 形成有时是次要的。

参考书目

Uchiyama E. Birdshot retinochoroidopathy. In: Papaliodis G, ed. *Uveitis: A Practical Guide to the Diagnosis and Treatment of Intraocular Inflammation.* Geneva: Springer; 2017.

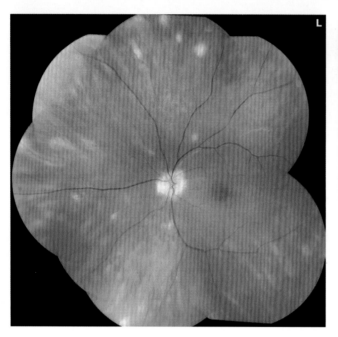

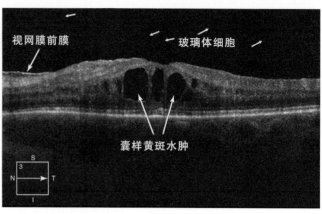

图 18.1.2　诊断为 Birdshot 视网膜脉络膜病变患者的 OCT 上特征性表现，包括囊样黄斑水肿、视网膜前膜和玻璃体内炎症细胞（黄色箭头）。

图 18.1.1　控制不良的 Birdshot 视网膜脉络膜病变患者的眼底照片。后极可见"鸟枪弹丸样"病损改变，伴血管周围渗出和视神经盘苍白。

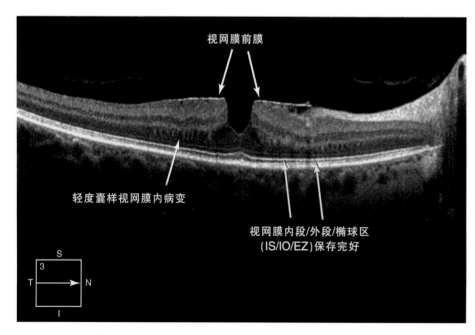

图 18.1.3　Birdshot 视网膜脉络膜病变患者引起视网膜前膜形成并伴有轻度囊性改变。注意该患者有轻度早期疾病表现，视网膜 IS/IO/EZ 保存完好。

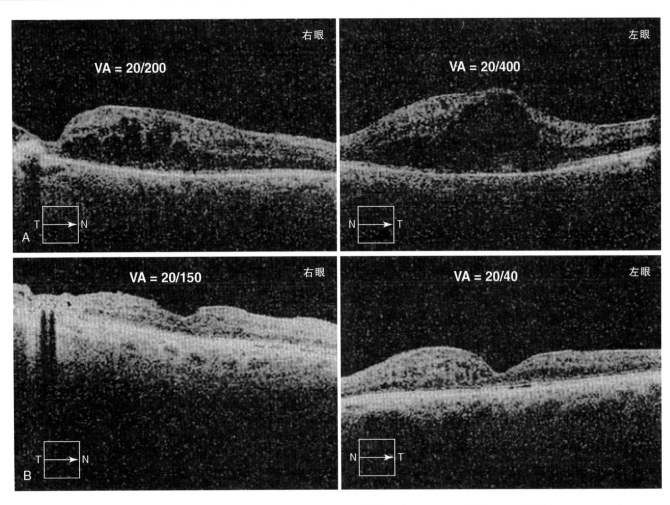

图 18.1.4　(A)Birdshot 视网膜脉络膜病变控制不良患者双侧视网膜前膜(对应图 18.1.1)。视力(V/A)测量为 20/200 OD 和 20/400 OS。(B)用霉酚酸酯治疗 1 年后,视网膜前膜已差不多治愈,视力改善至 20/150 OD 和 20/40 OS。

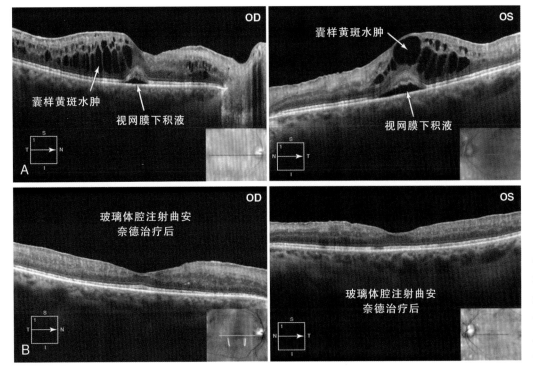

图 18.1.5　(A)存在双边视网膜前膜和视网膜下积液的 Birdshot 视网膜脉络膜病变患者。(B)玻璃体腔注射曲安奈德治疗后 1 个月,视网膜前膜和视网膜下积液均有缓解。

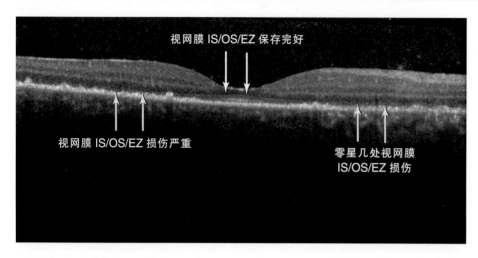

图 18.1.6　处于疾病活跃期的 Birdshot 视网膜脉络膜病变患者的视网膜 IS/OS/EZ 损伤严重。视力检测为 20/40，因为保留了中央视网膜 IS/OS/EZ。

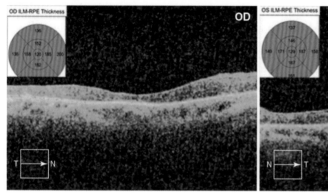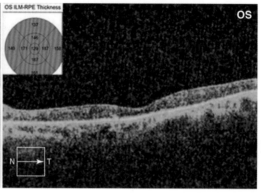

图 18.1.7　长期罹患 Birdshot 视网膜脉络膜病变的患者，双侧视网膜严重变薄和萎缩。其视力仅能看到 2 英尺之内的东西（1 英尺约等于 0.3 米——编者注）。

18.2　急性后部多灶性鳞状色素上皮病变

摘要

急性后部多灶性鳞状色素上皮病变（APMPPE）是一种罕见、目前所知甚少、影响双边视网膜色素上皮层或脉络膜的炎症性疾病，对黄斑造成较大的损害。其发病原因认为是全身性病毒反应的局部炎症反应。临床表现为形成墨迹或不规则图案多发的扁平、奶油色病变，通常以黄斑为中心。此病通常是自限性的，初始进入急性期，然后是瘢痕期。荧光素血管造影可看到典型的早期弱荧光和晚期不规则的超荧光现象，经常显示出临床上看不到的其他病变。OCT 可以提供更多的有用信息，以帮助区分该疾病与其他类似的炎性黄斑病变。在急性活跃期，OCT 上显示视网膜色素上皮层，IS/OS/EZ 和外界膜（ELM）遭到多重局灶性破坏，一般而言，视网膜色素上皮层的高反应性仅局限于外核层和外核层。急性期的视网膜内层局部增厚的现象已有报道。偶尔情况下，视网膜色素上皮层的视网膜下积液和视网膜内液同时存在，类似于 Vogt–Koyanagi–Harada 综合征的表现（见本章 18.6）。在瘢痕期，OCT 可观察到视网膜色素上皮层病变逐渐得到改善，高反应性也得到缓解。然而，视网膜色素上皮层局部不规则性变化、萎缩及光感受器丧失可能长期存在。

关键的 OCT 特征

- OCT 观察到的急性后部多灶性鳞状色素上皮病变的异常与临床可辨别的病变相关。

- OCT 可以发现急性期与视网膜色素上皮层相邻的外丛状层的高反应性或破坏，包括光感受器（图 18.2.1 A–D 和图 18.2.2A–E）。

- OCT 可观察到瘢痕期外核层、视网膜内段/外段/椭球区（IS/IO/EZ）和视网膜色素上皮层恢复正常或留下永久的损伤（图 18.2.1E 和图 18.2.2D–F）。

- 非典型 OCT 观察结果包括视网膜内液、明显的视网膜下积液和内视网膜局部增厚（图 18.2.3）。

参考书目

Goldenberg D, Habot-Wilner Z, Loewenstein A, et al. Spectral domain optical coherence tomography classification of acute posterior multifocal placoid pigment epitheliopathy. *Retina*. 2012;32(7):1403–1410.

Querques G, Querques L, Bux AV, et al. High-Definition OCT Findings in Acute Posterior Multifocal Placoid Pigment Epitheliopathy. *Ophthalmic Surg Lasers Imaging*. 2010;41:e1–e6.

Scheufele TA, Witkin AJ, Schocket LS, et al. Photoreceptor atrophy in acute posterior multifocal placoid pigment epitheliopathy demonstrated by optical coherence tomography. *Retina*. 2005;25(8):1109–1112.

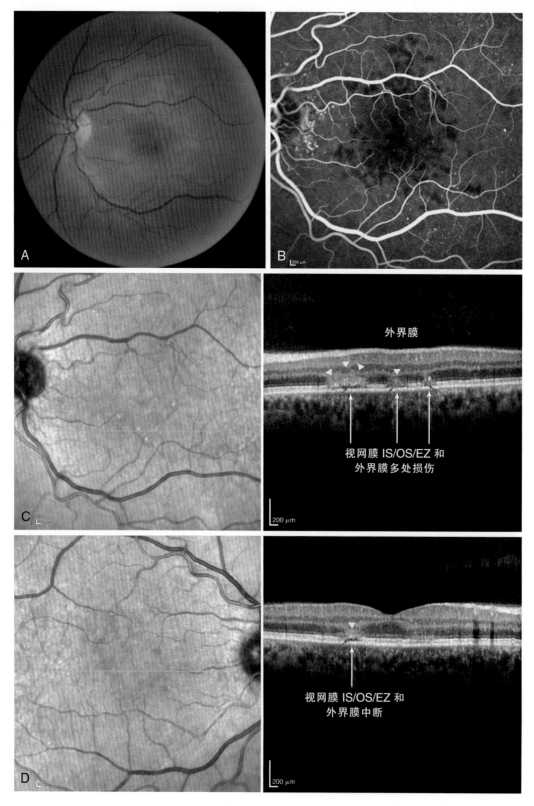

图 18.2.1   APMPPE 的典型临床表现(A)和荧光素血管造影(B)。(C)急性期 OCT 显示从外网状层到视网膜色素上皮层的视网膜内段/外段/椭球区(IS/IO/EZ)和外界膜条异常高反应性,包括光感受器。每个病变都有模糊的视网膜下积液(红色箭头)。(D)另一侧眼睛显示出类似的发现。(待续)

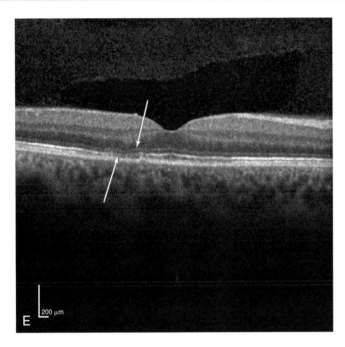

图 18.2.1(续)　(E)在疾病出现 2 周后,OCT 显示视网膜外部结构接近正常化,其外界膜和视网膜 IS/OS/EZ 逐渐恢复,尽管损伤仍然存在。(*Courtesy Robin A. Vora, MD, and John Lewis, MD.*)

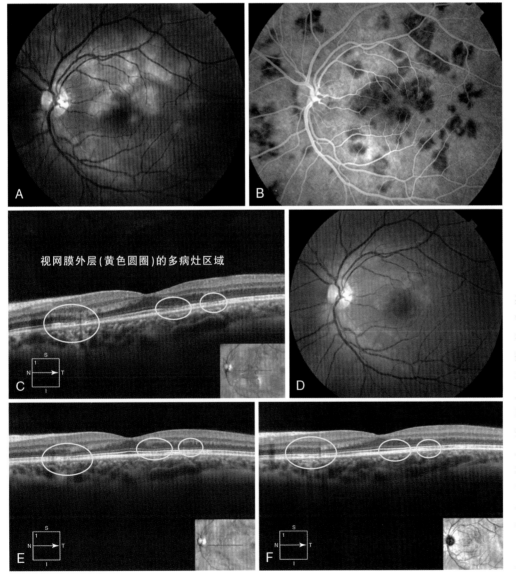

视网膜外层(黄色圆圈)的多病灶区域

图 18.2.2　APMPPE 亚急性期的临床表现(A),许多血管造影可见(B)。OCT 显示视网膜外层(黄色圆圈)的多病灶区域主要影响光感受器和视网膜色素上皮层,外核层相对而言没有受到多大影响(C)。在 6 个月后,活动性病变得到缓解(D)。在视网膜色素上皮层留下的色素团块,用 OCT 观察几乎完全正常,但仍有微弱 IS/OS/EZ 损伤存在(E)。这种正常化趋势持续 1 年(F)。请注意(C)、(E)和(F)中黄色圆圈突出显示的相同区域。

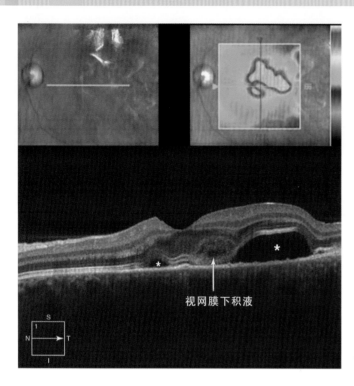

视网膜下积液

图 18.2.3　APMPPE 的非典型病例,可见明显的视网膜下积液(星号) 和视网膜外部的局部囊性增厚。这些特征可能类似于 Vogt-Koyanagi-Harada 综合征的表现。

18.3　多发性一过性白点综合征

摘要

多发性一过性白点综合征(MEWDS)被认为是一种炎症性视网膜疾病,多见于年轻的近视女性。可能出现类似流感的前驱症状,症状包括视力减退、视力细胞模糊、轻度视盘水肿、黄斑中心凹和视网膜上白色点状病灶。荧光血管造影术表现为早期环状荧光,晚期显示为点状染色。吲哚菁绿血管造影显示较多的蓝绿色斑点,比检查时发现的白色斑点还多。OCT 显示整个后极的内段/外段/椭球区(IS/OS/EZ)的损伤区域(图 18.3.1 和图 18.3.2)。这些病损区域比检眼镜检查出的白色病灶焦点更加弥散。在 OCT 成像中也可以看到玻璃体后部有炎症细胞。随着症状减轻,白色病灶点消退,OCT 上的发现通常会随着时间的推移而正常化。

关键的 OCT 特征

- 急性期发现可以发现视网膜内段/外段/椭球区遭到破坏。
- 急性期可以玻璃体后部看到高反射的炎性细胞。
- 视网膜内段/外段破损是分散的,不一定与临床上看到的白点相关。
- 视网膜内段/外段/椭球区通常在几个月内恢复正常,尽管可能存在轻微的视网膜内段/外段异常。

参考书目

Li D, Kishi S. Restored photoreceptor outer segment damage in multiple evanescent white dot syndrome. *Ophthalmology*. 2009;116:762–770.

Silva RA, Albini TA, Flynn HW Jr. Multiple evanescent white dot syndromes. *J Ophthalmic Inflamm Infect*. 2012;2:109–111.

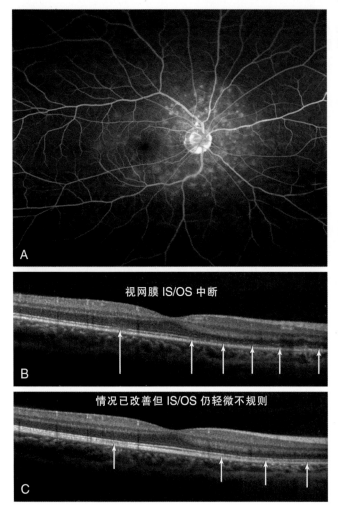

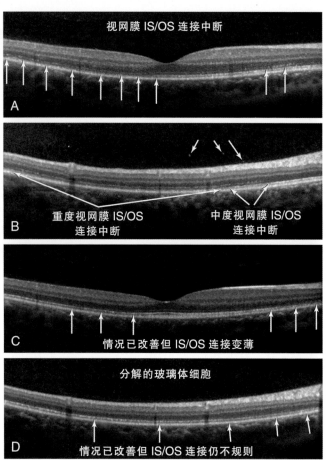

图 18.3.1 MEWDS。(A)荧光血管造影显示晚期点状的强荧光。(B)OCT 显示视网膜 IS/OS 颞侧及鼻至中心凹的明显紊乱。(C)6 个月后的 OCT 显示视网膜 IS/OS 外观逐渐趋于正常,尽管轻度损伤持续存在。

图 18.3.2 (A)OCT 显示视网膜 IS/OS 弥漫性破坏。(B)通过下黄斑的 OCT 显示视网膜 IS/OS 弥漫性破坏和玻璃体后部的炎性细胞,表现为强反射点。(C)4 个月后,OCT 显示出改善但持久的视网膜 IS/OS 损害。(D)疾病 6 个月后,OCT 通过下黄斑显示玻璃体后部炎症细胞已经消失,视网膜 IS/OS/EZ 恢复正常,但视网膜仍有轻微不规则存在。

18.4　匐行性脉络膜炎

摘要

匐行性脉络膜炎是一种少见的双侧慢性进行性复发性的炎症性疾病,主要累及视网膜色素上皮、脉络膜毛细血管和脉络膜,视网膜常继发受累。病因尚不清楚,但所有病例均应首先排除肺结核。临床过程以进展、恢复和复发为特征。受影响的眼睛通常具有位于视网膜下方的特征性单病灶、蛇状灰白色病变,通常位于视乳头周围或黄斑位置。随着时间的推移,活动性病变消退,留下视网膜色素上皮和潜在的脉络膜毛细血管萎缩。复发性病变通常发生在旧的非活动区域的边缘。中心凹萎缩或脉络膜新生血管形成会导致视力丧失。

活动性病变的 OCT 特征包括外部视网膜的高反应性和增厚。视网膜下均匀的高反应物质积聚也可能发生。非活动性病变的 OCT 特征包括外部视网膜和视网膜色素上皮层的萎缩。增强 OCT 成像可能有助于检测与活动性病变相关的脉络膜缺血,而活动性病变应随着疾病的消退而消失。

关键的 OCT 特征

- 活动性病变表现为视网膜最外层均匀的高反应性,与视网膜下物质和底层视网膜色素上皮结合（图 18.4.1）。

- 非活动性病变表现为广泛的视网膜外及视网膜色素上皮血管病变。视网膜下纤维化也可能出现（图 18.4.2）。

参考书目

Carreño E, Fernandez-Sanz G, Sim DA, et al. Multimodal imaging of macular serpiginous choroidopathy from acute presentation to quiescence. *Ophthalmic Surg Lasers Imaging Retina*. 2015;46(2):266–270.

Lim WK, Buggage RR, Nussenblatt RB. Serpiginous choroiditis. *Surv Ophthalmol*. 2005;50(3):231–244.

Punjabi OS, Rich R, Davis JL, et al. Imaging serpiginous choroidopathy with spectral domain optical coherence tomography. *Ophthalmic Surg Lasers Imaging*. 2008;39(4 suppl):S95–S98.

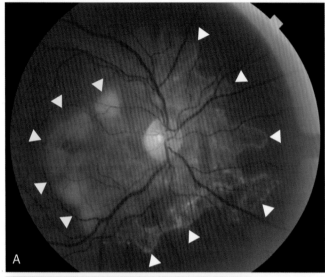

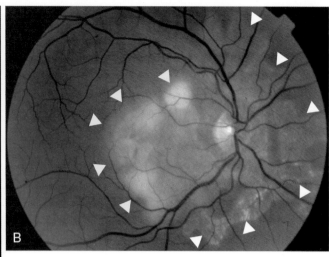

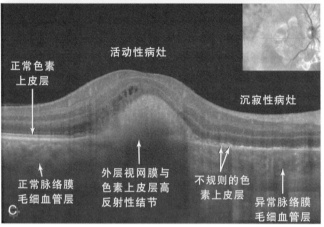

正常色素
上皮层

活动性病灶

沉寂性病灶

正常脉络膜
毛细血管层

外层视网膜与
色素上皮层高
反射性结节

不规则的色
素上皮层

异常脉络膜
毛细血管层

图 18.4.1   急性匐行性脉络膜炎。(A 和 B)彩色和非红色照片显示黄斑中的活动性脉络膜炎(黄色三角箭头)来自视网膜色素上皮和脉络膜毛细血管区域较老的无活动性病变：①急性病变表现为结节状高反应性物质浸润外层视网膜，伴有下方视网膜色素上皮层的闭塞；②非活动性病变表现为不规则的视网膜色素上皮层和潜在的脉络膜毛细血管形成。

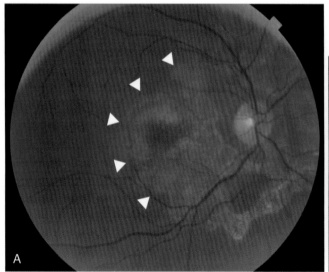

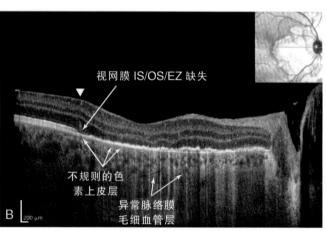

视网膜 IS/OS/EZ 缺失

不规则的色
素上皮层

异常脉络膜
毛细血管层

图 18.4.2   在全身泼尼松治疗后 1 周。(A)彩色照片显示视网膜下白色浸润物消失(见图 18.4.1)，被视网膜色素上皮层和脉络膜毛细血管萎缩物所取代。(B)在活动性病变的区域中，OCT 显示内部视网膜 IS/OS/EZ 缺失，具有外层视网膜萎缩、弥漫性视网膜色素上皮层不规则性以及异常脉络膜毛细血管。未受影响的视网膜/脉络膜位于箭头的左侧。

18.5　多灶性脉络膜炎伴全葡萄膜炎和点状内层脉络膜病变

摘要

多灶性脉络膜炎（MCP）伴全葡萄膜炎和点状内层脉络膜病变（PIC）是特发性炎症性疾病，主要影响视网膜外层和双侧视网膜色素上皮层（Spaide,Goldberg & Freund,2013）。这两种疾病表现出许多相似之处，并且认为点状内层脉络膜病变是多灶性脉络膜炎伴全葡萄膜炎的一种亚型。年轻的近视女性易患此病，多灶性脉络膜炎伴全葡萄膜炎在疾病活动性期间可表现出玻璃体炎症，而点状内层脉络膜病变通常不伴有眼内炎症。活动性病变表现为黄色或灰色视网膜下圆形不规则病变。非活动性病灶表现为多灶性"穿孔"萎缩区，其病变边界遍布眼底，与眼组织胞浆菌病综合征相似。

继发性眼底新生血管（CNV）是最常见的致盲原因。炎症性病变和 CNV 之间的鉴别是关键的但也是困难的，即使使用荧光素血管造影来鉴别也很困难。OCT，尤其是 OCT 血管造影，对于区分这两种疾病的后遗症非常有帮助（图 18.5.1 至图 18.5.7）。治疗包括全身免疫抑制、炎性病变（steord）的局部治疗和抗血管内皮生长因子（抗 VEGF）治疗 CNV。治疗效果最好用 OCT 监测，有助于确认潜在的活动性病变的类型。

关键的 OCT 特征

- 使用 OCT 血管造影可以很好地将急性炎症性病变与 CNV 区别开来，特别是当荧光素血管造影尚无定论时（图 18.5.3 和图 18.5.7）。
- 炎性病变和 CNV 均影响外视网膜外层和视网膜色素上皮层，表现出视网膜色素上皮层混合高反应性。视网膜内段/外段/椭圆形区域通常是缺失的。
- CNV 的定义往往不如炎性病变明确，通常伴有视网膜下积液。
- 慢性或非活动性病变是视网膜色素上皮高反应性结节性隆起肿物，覆盖层完整且可见。

参考文献

Spaide RF, Goldberg N, Freund KB. Redefining multifocal choroiditis and panuveitis and punctate inner choroidopathy through multimodal imaging. *Retina*. 2013;33(7):1315–1324.

参考书目

Cheng L, Chen X, Weng S, et al. Spectral-domain optical coherence tomography angiography findings in multifocal choroiditis with active lesions. *Am J Ophthalmol*. 2016;169:145–161.

Levison AL, Baynes KM, Lowder CY, et al. Choroidal neovascularisation on optical coherence tomography angiography in punctate innerchoroidopathy and multifocal choroiditis. *Br J Ophthalmol*. 2017;101(5):616–622. doi:10.1136/bjophthalmol-2016-308806. [Epub 2016 Aug 18].

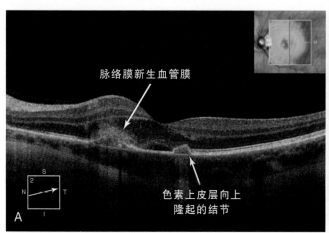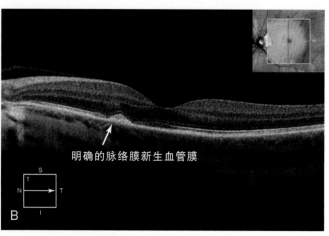

图 18.5.1 (A)具有活性眼底新生血管的多灶性脉络膜炎伴全葡萄膜炎。位于视网膜色素上皮下方的两个独立的隆起病灶。鼻侧病变(白色箭头)定义不明确,视网膜色素上皮层丢失,高反应性信号延伸到视网膜外层。荧光血管造影显示此处眼底新生血管并伴有渗漏。颞侧病变(黄色箭头)是具有中等高反应的视网膜色素上皮结节性肿物。该区域在荧光素血管造影上没有显示明显的泄漏,表明此处没有 CNV。目前视网膜下积液体也存在(星号)。(B)用抗 VEGF 治疗后,颞侧病变完全消退,鼻侧病变在视网膜色素上皮层上形成明确的高反射性隆起肿物。(*Courtesy Patrick E. Rubsamen, MD, and Eduardo Uchiyama, MD.*)

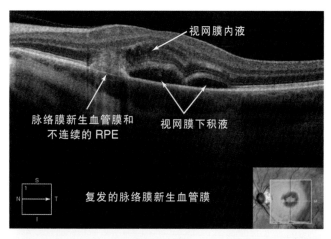

图 18.5.2 在最初的抗 VEGF 治疗后 3 个月,患者的复发活动性 CNV 具有与初始发生 CNV 相似的外观(见图 18.5.1)。注意视网膜色素上皮层是不连续的,并且有视网膜内液和视网膜积液。(*Courtesy Patrick E. Rubsamen, MD, and Eduardo Uchiyama, MD.*)

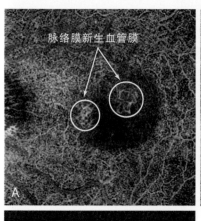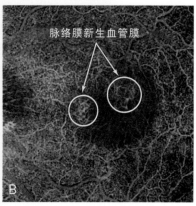

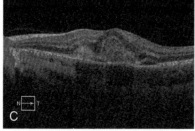

图 18.5.3 具有活动性眼底新生血管形成的多灶性脉络膜炎伴全葡萄膜炎。OCT 血管造影显示位于深视网膜板两个不同的脉络膜新血管形成区域(圆圈)。相应的 OCT B-扫描显示了划分 OCT 血管造影板的分割线 (底部)。(*Courtesy Patrick E. Rubsamen, MD, and Eduardo Uchiyama, MD.*)

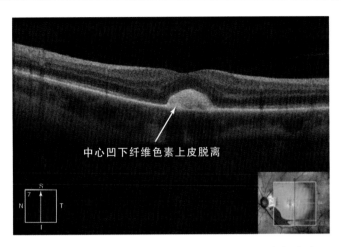

图 18.5.4 在发病后 6 个月,尽管进行了抗 VEGF 治疗,但发生了中心凹下纤维色素上皮脱离,视力明显减退。(*Courtesy Patrick E. Rubsamen, MD, and Eduardo Uchiyama, MD.*)

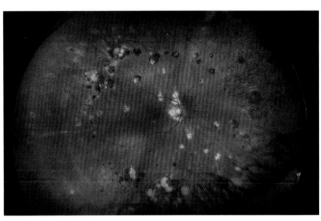

图 18.5.5 多灶性脉络膜炎伴全葡萄膜炎患者眼底图像,显示大量萎缩和圆形病变分布在整个眼底。(*Courtesy Patrick E. Rubsamen, MD, and Eduardo Uchiyama, MD.*)

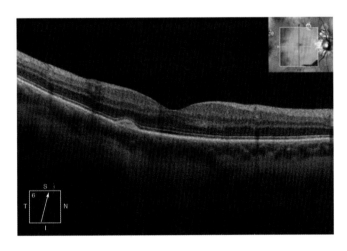

图 18.5.6 非活动性多灶性脉络膜炎患者的基线 OCT 图像。(*Courtesy Patrick E. Rubsamen, MD, and Eduardo Uchiyama, MD.*)

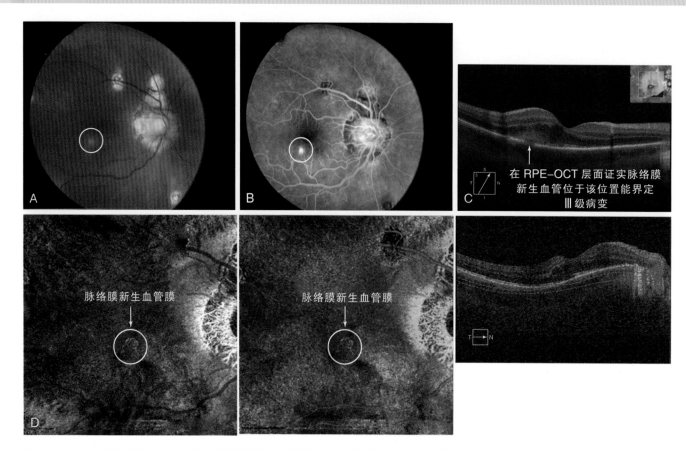

图 18.5.7　(A)彩色照片显示在多灶性脉络膜炎伴全葡萄膜炎一个活跃的黄斑病变(圆圈)。(B)荧光素血管造影显示由染色导致病变超反应,但没有明确的渗漏,不确定是否存在 CNV。(C)结构 OCT B–扫描显示一不能很好定义的、适度高反应性的视网膜外层被遮挡住的视网膜色素上皮层病变。(D)血管造影板确认 CNV 存在于这个位置(圆)。相应的 OCT B–扫描显示与 OCT 血管造影(底部)分界线的分割线。(*Courtesy Patrick E. Rubsamen, MD, and Eduardo Uchiyama, MD.*)

18.6　Vogt–小柳原田综合征

摘要

Vogt–小柳原田综合征(VKH)是一种多相(前驱,急性,恢复期和慢性复发期)的系统性全身病变,可表现为前庭–耳蜗症状,包括听力丧失和耳鸣,皮肤病表现包括白癜风,眼后段病变包括双侧葡萄膜炎、浆液性视网膜脱离和脉络膜炎症。除荧光素血管造影和吲哚菁绿血管造影外,OCT 已被证明可作为成像方法,有助于诊断 VKH 并监测对全身治疗的反应。在急性期,OCT 显示出特征性的浆液性视网膜脱离(视网膜下积液)和脉络膜增厚(图 18.6.1 和图 18.6.2)。这些发现与疾病活动性相关,并且在恢复期中,视网膜下积液消退,脉络膜厚度减少,这两种病理特征都可用于监测治疗效果。[在 VKH 的急性期和恢复期中,内部脉络膜的局部病灶的高反应性降低,可能与脉络膜炎症/浸润有关,并导致脉络膜毛细血管血流受损(Fong,Li & Wong,2011)(图 18.6.3 和图 18.6.4)]。VKH 的其他 OCT 特征包括视网膜下分离、视网膜色素上皮/脉络膜萎缩和视网膜外层各层内的视网膜内囊肿。这些病理特征有助于区分 VKH

与中心性浆液性脉络膜膜病变(见第 8 章)。

关键的 OCT 特征

- OCT 显示的视网膜下积液和积液厚度及脉络膜厚度与疾病活动性和视敏度相关,这可用于评估治疗反应。
- 视网膜下分离和视网膜色素上皮/脉络膜萎缩是 VKH 的显著特征,OCT 可以很好地显示这些变化(图 18.6.2)。
- 视网膜内积液可能存在于视网膜外层。
- OCT 上显示的特征随时间而正常化(图 18.6.5)。

参考文献

Fong AH, Li KK, Wong D. Choroidal evaluation using enhanced depth imaging spectral-domain optical coherence tomography in Vogt-Koyanagi-Harada disease. *Retina*. 2011;31(3):502–509.

参考书目

O'Keefe GA, Rao NA. Vogt-Koyanagi-Harada Disease. *Surv Ophthalmol*. 2017;62(1):1–25.

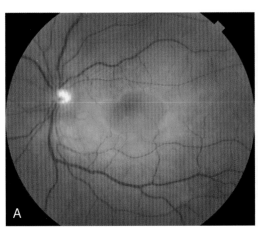
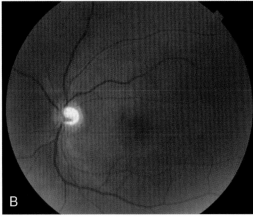

图 18.6.1　(A)急性期中的 VKH,黄斑和周围脉络膜视网膜皱褶中可见浆液性视网膜脱离。(B)高剂量全身泼尼松治疗 1 个月后,几乎完全消退。

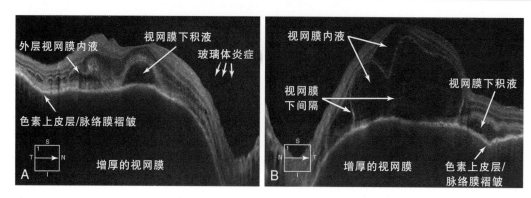

图 18.6.2　在 VKH 急性期的右眼 (A) 和左眼 (B) 显示视网膜外层有明显的显视网膜内积液聚集。VKII 的其他特征性 OCT 特征包括视网膜内和视网膜下积液、视网膜下分离、增厚的脉络膜、视网膜色素上皮层/脉络膜褶皱和玻璃体炎症。

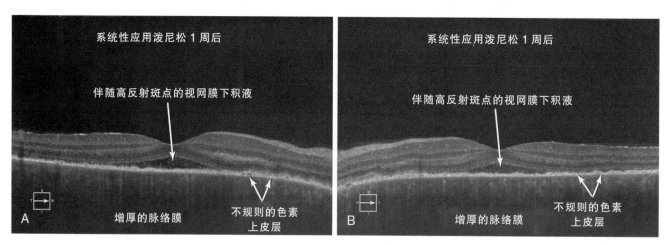

图 18.6.3　右眼 (A) 和左眼 (B) 显示的是用泼尼松治疗 1 周后的情况。OCT 显示视网膜下积液和脉络膜厚度均较之前减少，但仍有异常。视网膜下积液内可见高反应性斑点，视网膜色素上皮层仍显示不规则轮廓。

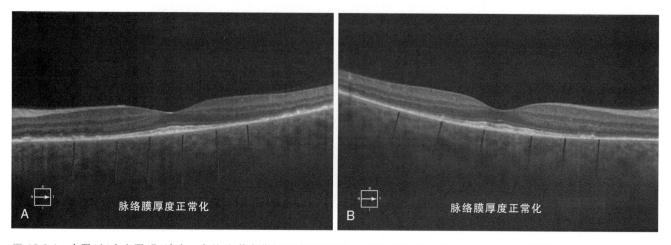

图 18.6.4　右眼 (A) 和左眼 (B) 治疗 1 个月后，恢复期视网膜下积液完全消退，视网膜色素上皮层具有不规则的结节得到改善。脉络膜厚度接近正常。它的深度在某些区域被可视化(红条)。

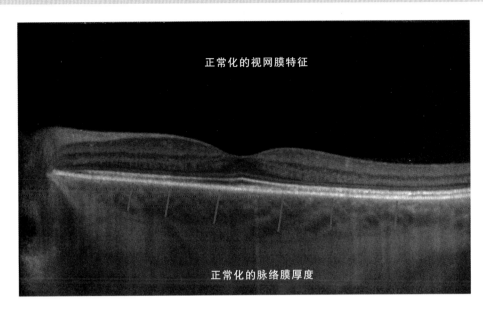

正常化的视网膜特征

正常化的脉络膜厚度

图 18.6.5　治疗 1 年后,OCT 显示疾病特征均得到解决。视网膜色素上皮层恢复了线性轮廓,脉络膜厚度已恢复正常。

18.7　交感性眼炎

摘要

　　交感性眼炎是穿透性损伤或手术后靶向眼组织的自身抗体引起的双侧肉芽肿性葡萄膜炎。临床表现从轻度前葡萄膜炎到严重全葡萄膜炎，其他临床表现包括羊脂状 KP（角膜后沉积物）、玻璃体炎、乳头炎和浆液性视网膜脱离。Dalen-Fuchs 结节是典型的表现，只有 25%~35% 的病例存在这种情况。这些结节是由类上皮细胞及视网膜上皮构成的半圆形小结，在睫状体的上皮层及周边部 Bruch 膜的视网膜面间的类上皮细胞巢。OCT 表现包括视网膜色素上皮层上的局灶性结节性高反应性病变，临床上与 Dalen-Fuchs 结节相对应（图 18.7.1）。此外，可能存在弥漫性外界膜（ELM）和视网膜内段/外段/椭球区（IS/OS/EZ）缺失。浆液性视网膜脱离患者可出现视网膜下积液和脉络膜增厚。在包括全身性免疫抑制在内的治疗后，这些临床表现常常得到缓解。但是，外界膜（ELM）和视网膜内段/外段/椭球区（IS/OS/EZ）病变可能会持续存在（图 18.7.2）。

关键的 OCT 特征

- Dalen-fuchs 结节是视网膜色素上皮层面的高反应性结节病变。

- 外界膜（ELM）和视网膜内段/外段/椭球区（IS/OS/EZ）弥漫性缺失是常见的，并伴有浆液性视网膜脱离和增厚的脉络膜，所有这些临床表现均在治疗后得到改善。

- 外界膜（ELM）和视网膜内段/外段/椭球区（IS/OS/EZ）病变可能会持续存在。

参考书目

Behdad B, Rahmani S, Montahaei T, et al. Enhanced depth imaging OCT (EDI-OCT) findings in acute phase of sympathetic ophthalmia. *Int Ophthalmol*. 2015;35:433–439.

Gupta V, Gupta A, Dogra MR, et al. Reversible retinal changes in the acute stage of sympathetic ophthalmia seen on spectral domain optical coherence tomography. *Int Ophthalmol*. 2011;31:105–110.

Muakkassa NW, Witkin AJ. Spectral-domain optical coherence tomography of sympathetic ophthalmia with Dalen-Fuchs nodules. *Ophthalmic Surg Lasers Imaging Retina*. 2014;45(6):610–612.

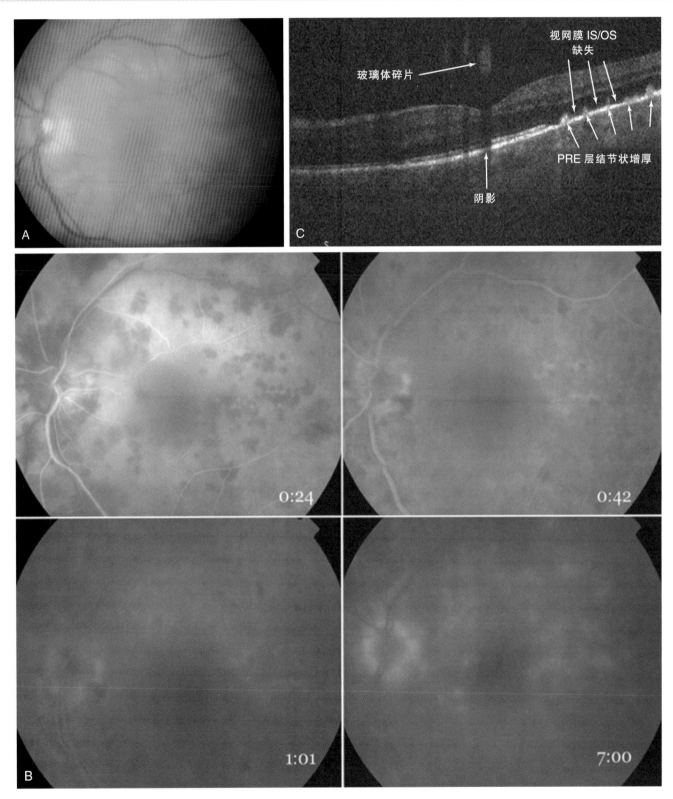

图 18.7.1　交感性眼炎。(A)彩色照片显示继发于玻璃体,视乳头周围和视网膜下多个白色、乳脂状病变的混浊结节。(B)荧光素血管造影显示乳头周围区域早期存在阻塞和晚期斑点病变以及整个后极的多个病变。(C)OCT 显示继发于玻璃体炎的阴影,视网膜色素上皮层的高反应性结节,以及外界膜(ELM)和视网膜内段/外段/椭球区(IS/OS/EZ)病变缺失。

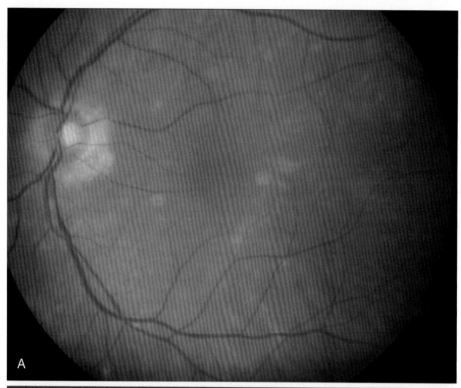

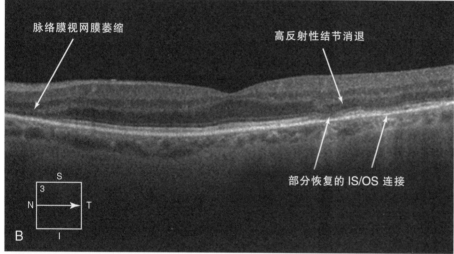

脉络膜视网膜萎缩

高反射性结节消退

部分恢复的 IS/OS 连接

图 18.7.2 在免疫抑制治疗后 10 个月。(A)眼底彩色照片显示改善后的玻璃体炎。先前的视网膜下乳白色病变已经消退，留下分散的脉络膜视网膜萎缩区域。(B)OCT 显示已经得到缓解的高反应性结节以及暂时部分恢复的视网膜内段/外段/椭球区。鼻侧可见明显的脉络膜视网膜萎缩区域。

感染性葡萄膜炎

Darin R. Goldman

第 **19** 章

19.1　弓形体性视网膜脉络膜炎

摘要

　　由寄生虫弓形虫感染引起的弓形体性视网膜脉络膜炎是后葡萄膜炎和局灶性视网膜炎最常见的原因。临床表现为局灶性黄色或白色状视网膜炎，伴有玻璃体炎症。视网膜炎的活动区域通常与深色的视网膜脉络膜瘢痕相邻，提示存在旧病。其诊断通常仅根据临床表现即可。一些罕见病例可能难以与导致视网膜炎的其他原因区分开来。在这种情况下，其他的诊断方法，如血清学或聚合酶链反应可能是有帮助的。OCT虽然不能明确诊断弓形体性视网膜脉络膜炎的特异性，但可以阐明支持该诊断的特异性发现(图 19.1.1 至图 19.1.4)。

关键的 OCT 特征

- 全层视网膜高反应性存在于视网膜炎的病变区域，其边缘明显(图 19.1.2)。
- 可见玻璃体和视网膜内的白斑。
- 视网膜下积液可能存在，通常只能通过 OCT 检测到。
- 在整个眼底可以看到覆盖视网膜血管的圆形、高反应性斑块，强烈提示为弓形体性视网膜脉络膜炎。

参考书目

Saito M, Barbazetto IA, Spaide RF. Intravitreal cellular infiltrate imaged as punctate spots by spectral-domain optical coherence tomography in eyes with posterior segment inflammatory disease. *Retina*. 2013;33(3):559–565.

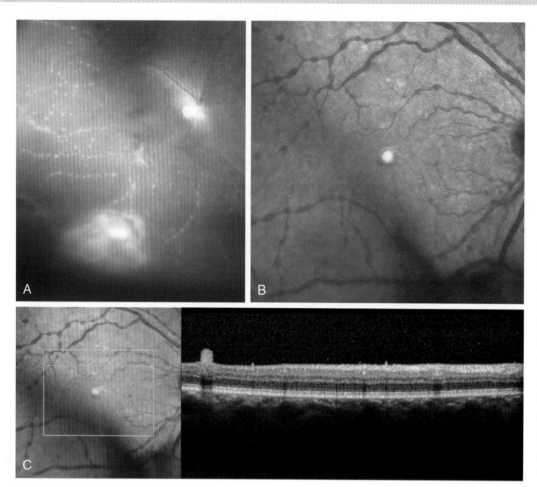

图 19.1.1 　(A)具有大面积局灶性视网膜炎（圆形）的弥漫性弓形体性视网膜脉络膜炎。(B)红外图像突出显示位于小动脉和小静脉上的球状斑块。(C)OCT 显示不涉及局灶性视网膜炎的区域。存在活动性炎症的第二特征，包括玻璃体腔中的可见白细胞（箭头）和横截面（圆形）中的典型血管周围球状体沉积物。

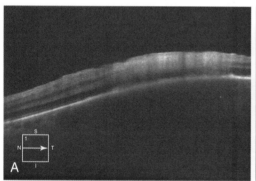

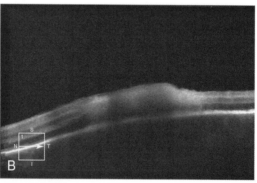

图 19.1.2 　(A 和 B)由于弓形体性视网膜脉络膜炎，视网膜弥漫性高反应性出现在活跃的视网膜炎病灶区域（箭头）。受累和未受累视网膜的边缘是不同的。

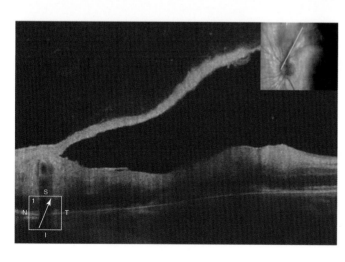

图 19.1.3 　乳头周围弓形体性视网膜脉络膜炎。局部炎症引起高反射性增厚的玻璃体膜、亚临床视网膜脱离。局灶性视网膜炎受累区域部分被覆盖的炎症所掩盖，引起阴影。

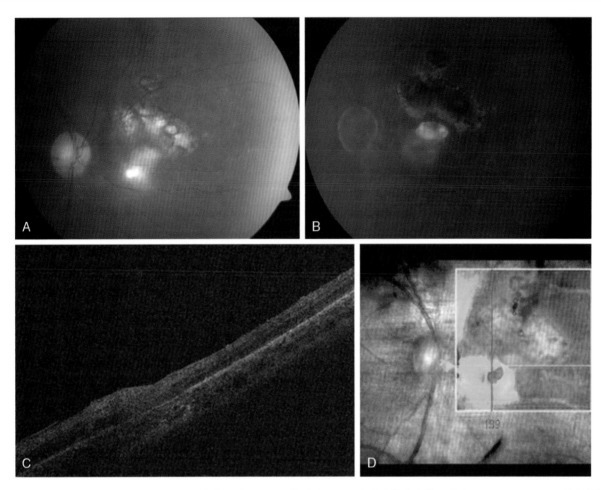

图 19.1.4　典型弓形体性视网膜脉络膜炎的彩色照片(A)及血管造影(B)显示活动性病变靠近瘢痕(C 和 D),OCT 显示活动性视网膜炎区域全层弥漫性高反应性。

19.2　急性梅毒性后极部鳞状脉络膜视网膜炎

摘要

　　梅毒是引起感染性葡萄膜炎罕见的原因，由梅毒螺旋体引起，常发生在疾病的第二或第三阶段。眼部受累通常表现为后极部葡萄膜炎和脉络膜视网膜炎。这种病症的一种独特分型被称为急性梅毒性后极部鳞状脉络膜视网膜炎（ASPPC），其具有特征性的临床外观。单眼或双眼中的黄斑内的单个或多个圆形黄色病变，包括视网膜外层和视网膜色素上皮层（RPE）。尽管ASPPC的临床和血管造影外观可以相当明显，但OCT显示的结果可以在适当的临床背景下提高诊断率。视网膜外层和视网膜色素上皮层存在明显的OCT特征，使用适当的抗生素治疗，症状可以完全消退（图19.2.1至图19.2.3）。

关键的 OCT 特征

- 在 ASPPC 的急性期，中心凹可能有浅的视网膜下积液，这是暂时性的，只能通过 OCT 检测到。
- ASPPC 最明显的特征是视网膜内段/外段/椭圆体区（IS/OS/EZ）的斑片状破坏，具有混合的高反应性结节病变（图 19.2.1）。
- 外局限性膜通常在结节病灶上被局部破坏，并且在冠状面可能存在点状高反应性。
- 通过适当和及时的治疗，在大多数情况下异常的 OCT 结果与临床表现在 1~2 个月内可见完全消退（图 19.2.2）。

参考书目

Burkholder BM, Leung TG, Ostheimer TA, et al. Spectral domain optical coherence tomography findings in acute syphilitic posterior placoid chorioretinitis. *J Ophthalmic Inflamm Infect*. 2014;4(1):2.

Eandi CM, Neri P, Adelman RA, et al. Acute syphilitic posterior placoid chorioretinitis: report of a case series and comprehensive review of the literature. *Retina*. 2012;32(9):1915–1941.

Pichi F, Ciardella AP, Cunningham ET Jr, et al. Spectral domain optical coherence tomography findings in patients with acute syphilitic posterior placoid chorioretinopathy. *Retina*. 2014;34(2):373–384.

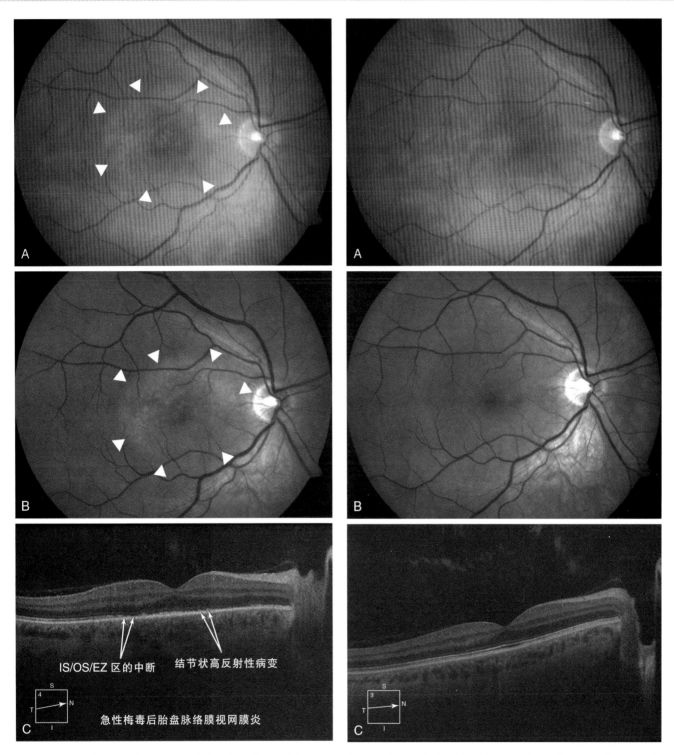

图 19.2.1　(A 和 B)典型 ASPPC 的彩色和红色照片,视力为 20/100。病变的边界用三角箭头表示。(C)OCT 显示 IS/OS/EZ 区的特征性斑片状缺失,以及视网膜色素上皮层高反应性结节性病变。

图 19.2.2　(A 和 B)头孢曲松治疗后 1 个月的彩色和无红色照片,视力恢复到 20/20。(C)OCT 显示 IS/OS/EZ 区逐渐恢复正常,视网膜色素上皮层高反应性结节性病变消退。

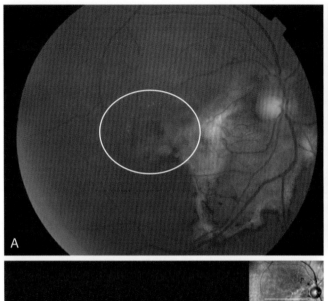

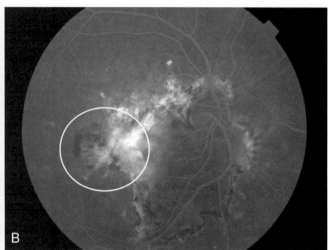

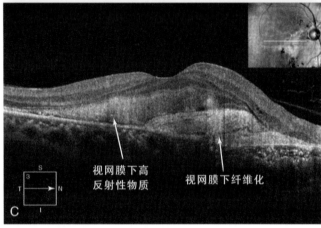

视网膜下高
反射性物质

视网膜下纤维化

图 19.2.3　(A 和 B)在治疗延迟的严重 ASPPC 病例中,可发展
为明显的视网膜下纤维化。此病例中,在急性发作后许多年的
颞侧瘢痕边缘进展出一个继发性脉络膜新生血管膜。(C)OCT
显示两种不同的视网膜下病理过程:脉络膜新生血管形成导致
的视网膜下高反应性物质和继发瘢痕形成的视网膜下纤维化。

19.3　结核

摘要

结核分枝杆菌是一些热带国家传染性葡萄膜炎的常见原因。脉络膜肉芽肿、脉络膜视网膜炎和各种形式的葡萄膜炎都可以是结核病的眼部表现。脉络膜的累及可以是局部的或多病灶的，类似于各种非感染性眼部炎症，如浆液性脉络膜炎。视网膜下间隙可能发生异常。OCT 特别适用于鉴别结核病的视网膜下和脉络膜表现(图 19.3.1 和图 9.3.2)。

关键的 OCT 特征

- 脉络膜浸润导致视网膜色素上皮下方呈穹窿状均匀的低反应性。
- 视网膜下积液可能突然发生。
- 全身治疗后，脉络膜升高和疾病的继发性特征消退，视网膜色素上皮的破坏的程度不一，高反应性物质沉积于视网膜下。

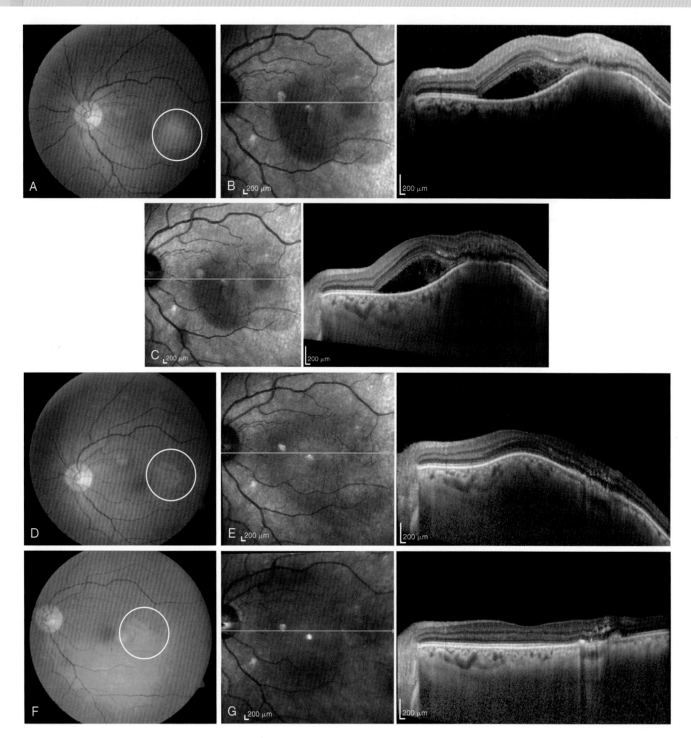

图 19.3.1 (A)治疗前继发于结核病(圆圈)的脉络膜肉芽肿的彩色照片。(B 和 C)OCT 表现为特征性的穹窿状脉络膜浸润。相关的视网膜下积液和视网膜下物质具有混合反应性。(D)全身性治疗 1 个月后的彩色照片。(E)OCT 显示视网膜下积液吸收,脉络膜浸润消退。(F)治疗后 3 个月的彩色照片。(G)OCT 显示脉络膜浸润完全消退,视网膜色素上皮层恢复平坦的轮廓。某些视网膜色素上皮的异常长期保持不变。(Courtesy Alay S. Banker, MD.)

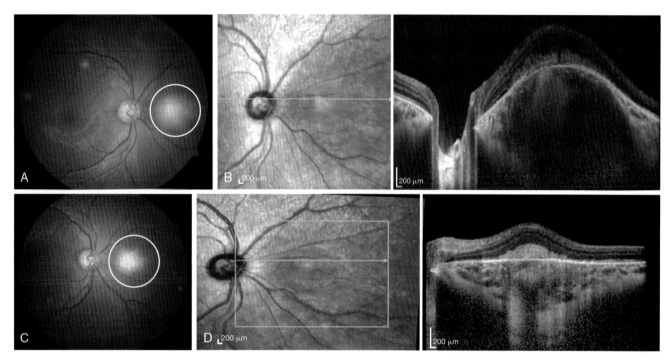

图 19.3.2　(A)继发于结核病的脉络膜肉芽肿的彩色照片。(B)OCT 显示显著的脉络膜浸润,轻度视网膜下积液和高反应性视网膜下物质。(C)全身治疗 4 个月后,脉络膜肉芽肿变得萎缩。(D)OCT 显示视网膜色素上皮层恢复时脉络膜浸润逐渐消退。明显的高反应性视网膜下物质残留。

19.4　后巩膜炎

摘要

巩膜是环衬在球体前部的不透明结构，提供结构性支撑，并且是各种眼球结构功能的重要组成部分。后巩膜炎是最严重的巩膜炎亚型，在所有病例中发生率不到5%。后巩膜炎的潜在病因有很多，包括感染性和自身免疫。这种情况可能是双侧的，通常是无痛的。疼痛是一个显著特征，视力可能正常或降低。后巩膜炎的诊断很难确定，因为其发病率低，并且与其他病理状态很相似。荧光血管造影、超声检查和眼眶放射成像是有用的辅助诊断方法。OCT可以提供额外的支持证据来证实诊断，同时确定后巩膜炎的继发性特征。OCT对检测脉络膜视网膜皱褶和浆液性视网膜脱离非常敏感，这两种都是后巩膜炎的常见特征(图19.4.1和图19.4.2)。此外，OCT可作为一种特别有用的监测治疗反应的方法。

关键的 OCT 特征

- 视网膜色素上皮(RPE)呈不规则波浪状起伏，提示脉络膜视网膜褶皱，这是后巩膜炎常见的表现。
- 视网膜下积液通常覆盖脉络膜视网膜褶皱，提示浆液性视网膜脱离。该液体可以是亚临床的，因此仅在OCT上可见。

参考书目

Benson WE. Posterior scleritis. *Surv Ophthalmol*. 1988;32(5):297–316.

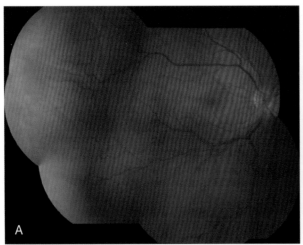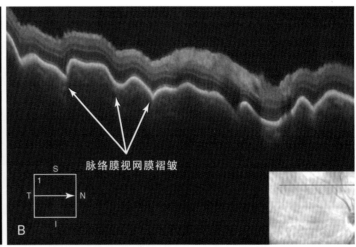

脉络膜视网膜褶皱

图 19.4.1　(A)后巩膜炎的彩色照片显示黄斑和颞侧脉络膜视网膜皱褶。有一个相当大的暂时性脉络膜脱离。(B)黄斑边缘的OCT显示后巩膜炎脉络膜视网膜皱褶的典型外观。视网膜色素上皮具有不规则的波浪状结构。

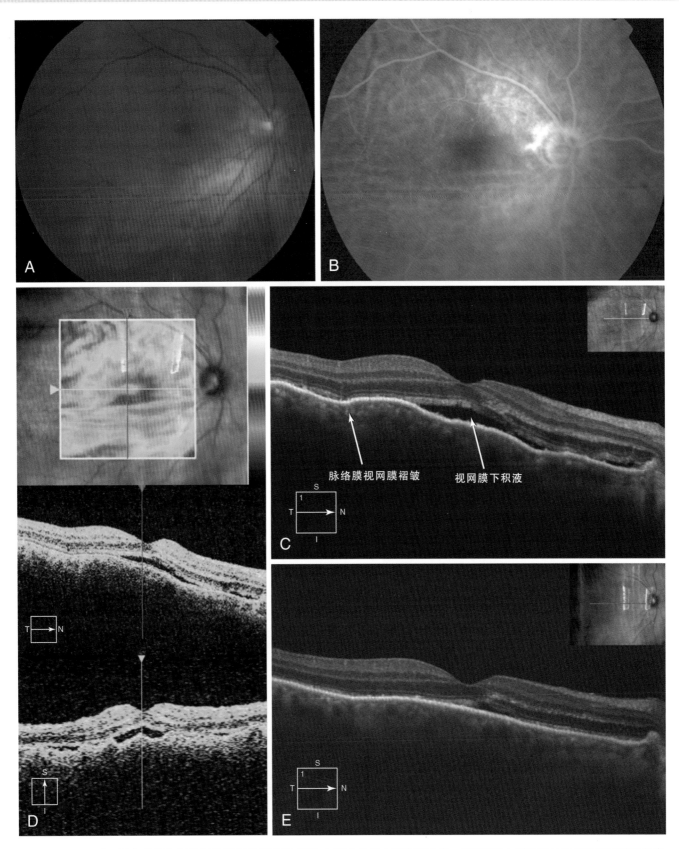

脉络膜视网膜褶皱　　视网膜下积液

图 19.4.2　(A)后巩膜炎的彩色照片不能阐明病理结果,因为它们在临床上不容易看到。(B)荧光血管造影显示继发于视网膜色素上皮的交替拉伸和挤压的视网膜脉络膜,产生相对高反应性和低反应性的条带。(C)结构性 OCT 确定亚临床视网膜下积液和轻度脉络膜视网膜褶皱。(D)OCT 显示典型的视网膜脉络膜褶皱。存在不同厚度的条带,它们导致了视网膜色素上皮的波动以及随后内限膜到视网膜色素上皮层的波状变化,可以据此计算出厚度。(E)用脉络膜视网膜褶皱和视网膜下积液消退来说明全身性类固醇治疗后的反应(对应于图 19.4.2C)。

19.5 念珠菌性脉络膜视网膜炎

摘要

真菌性脉络膜视网膜炎是一种罕见的眼部疾病，可以通过血液传播（内源性）或通过术后直接接种（外源性）获得。引起真菌性脉络膜视网膜炎最常见的病原体是念珠菌属，特别是白色念珠菌。虽然内源性真菌性脉络膜视网膜炎患者因 OCT 评估不可行而住院，但门诊患者也可能受到影响。因此，门诊患者中可能会遇到真菌性脉络膜视网膜炎，OCT 很容易获得。在这种情况下，由于获得适当标本的受限和确认培养结果所需的时间较长，诊断并不是那么容易。OCT 对于鉴别真菌性脉络膜视网膜炎的特征尤其有用，这有助于确诊（图 19.5.1 至图 19.5.3）。

关键的 OCT 特征

- 具有高反应性表面、可变的、存在明显阴影的穿窿状病灶（图 19.5.1B）。
- 广泛感染会在视网膜表面产生弥漫性高反应性物质，这种物质只能在 OCT 上检测到（图 19.5.2B）。
- 信号强度差是常见的，因为玻璃体受累造成介质不透明。
- 在适当的抗真菌治疗后病变消退，留下视网膜全层破裂和脉络膜萎缩（图 19.5.3D 和 E）

参考书目

Adam MK, Rahimy E. Enhanced depth imaging optical coherence tomography of endogenous fungal chorioretinitis. *JAMA Ophthalmol*. 2015;133(11):e151931.
Lavine JA, Mititelu M. Multimodal imaging of refractory Candida chorioretinitis progressing to endogenous endophthalmitis. *J Ophthalmic Inflamm Infect*. 2015;5(1):54.

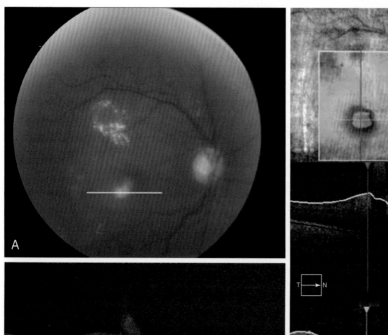

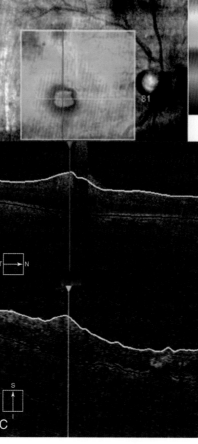

图 19.5.1 （A）由念珠菌感染引起的典型脉络膜视网膜病变的彩色照片。值得注意的是，这也是糖尿病视网膜病变伴渗出物的背景。（B）OCT 通过黄斑病变显示全层视网膜受累。（C）OCT 厚度图显示病灶。

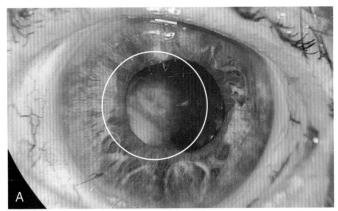

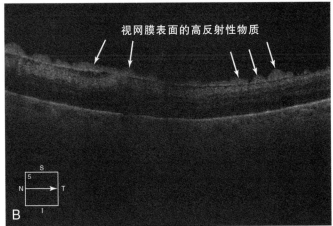

视网膜表面的高反射性物质

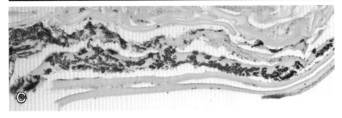

图 19.5.2　(A)假丝酵母菌引起的术后眼内炎的前段照片显示在囊袋(圆形)内可见感染物质的边缘。(B)黄斑边缘的 OCT 显示在视网膜表面衬有一片高反应性材料，这是广泛感染的特征，临床上不可见。(C) 玻璃体切除术时摘除的晶状体囊的 GMS 染色显示广泛的假丝酵母菌(暗色物质)。

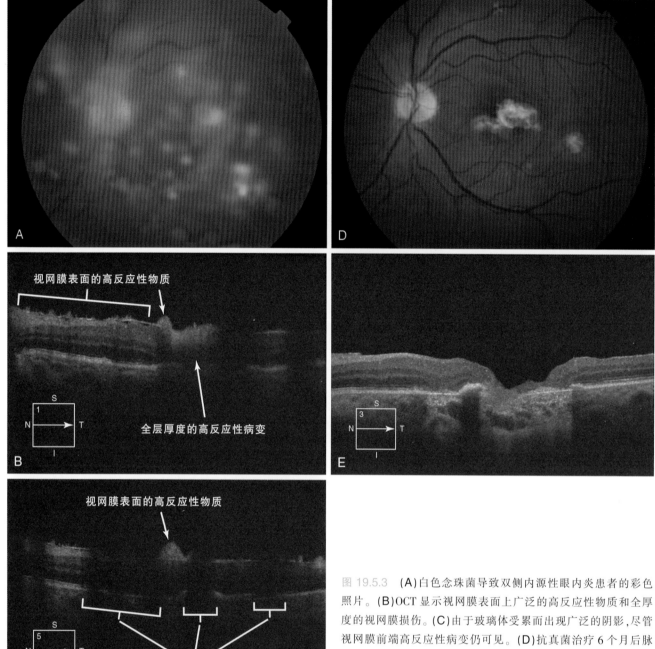

图 19.5.3　(A)白色念珠菌导致双侧内源性眼内炎患者的彩色照片。(B)OCT 显示视网膜表面上广泛的高反应性物质和全厚度的视网膜损伤。(C)由于玻璃体受累而出现广泛的阴影,尽管视网膜前端高反应性病变仍可见。(D)抗真菌治疗 6 个月后脉络膜视网膜炎消退,但是脉络膜视网膜存在明显的萎缩。(E)相应的 OCT 显示脉络膜视网膜萎缩伴有不同程度的视网膜层紊乱。(*Courtesy Larry S. Halperin, MD.*)

19.6　急性视网膜坏死综合征

摘要

　　急性视网膜坏死综合征是一种严重的、视力受损的视网膜病毒感染,最常由于疱疹家族病毒引起。视网膜坏死通常始于视网膜周边一系列不透明的白色斑块,这些斑块界限清晰。这些斑块在圆形轨迹中快速聚集,随着时间的推移逐渐融合并向后扩散。视网膜闭塞性血管炎和葡萄膜炎是常见的特征。也可能存在脉络膜炎和亚临床浆液性视网膜脱离,OCT 可以进行鉴定。在急性期下,OCT 上可见视网膜全层明显白化,呈现出弥漫性、均匀的高反应性,且视网膜增厚(图 19.6.1)。病变最初可能开始于视网膜内部,然后快速进展至视网膜全层。在几天到几周内,视网膜层变得杂乱无章,出现全层萎缩。剩余的视网膜组织表现出弥漫性高反应性。随着时间的推移,视网膜层可能完全丧失,留下低反应性空腔。继发性视网膜脱离是一种常见的晚期并发症。尽管 OCT 在急性视网膜坏死综合征中的临床发现并不具有特殊性,但它们可作为一种诊断评估中有效的辅助手段。

关键的 OCT 特征

- 在急性视网膜坏死综合征的急性期,视网膜存在全厚度、弥漫性高反应性,提示临床上明显的视网膜坏死。
- OCT 上可看到玻璃体炎症、视网膜下积液或脉络膜增厚。
- 随着时间的推移,尽管进行了抗病毒治疗,视网膜变薄和组织损失常常发生在视网膜坏死的区域。

参考书目

Duker JS, Blumenkranz MS. Diagnosis and management of the acute retinal necrosis (ARN) syndrome. *Surv Ophthalmol*. 1991;35:327–343.

Kurup SP, Khan S, Gill MK. Spectral domain optical coherence tomography in the evaluation and management of infectious retinitis. *Retina*. 2014;34(11):2233–2241.

Murata K, Yamada W, Nishida T, et al. Sequential Optical Coherence Tomography Images of Early Macular Necrosis Caused by Acute Retinal Necrosis in Non-Human Immunodeficiency Virus Patients. *Retina*. 2016;36(7):e55–e57.

Ohtake-Matsumoto A, Keino H, Koto T, et al. Spectral domain and swept source optical coherence tomography findings in acute retinal necrosis. *Graefes Arch Clin Exp Ophthalmol*. 2015;253(11):2049–2051.

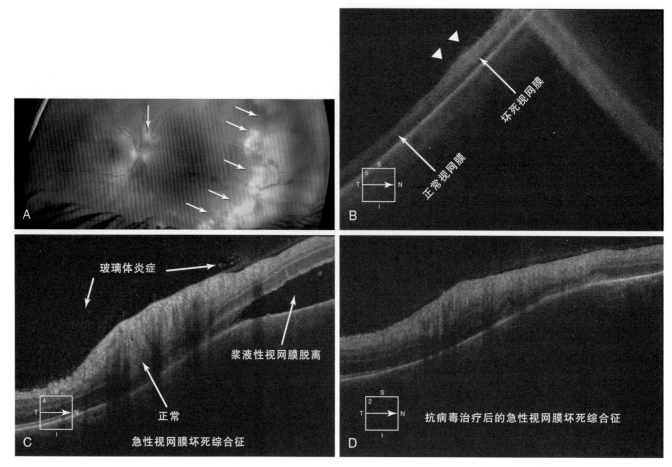

图 19.6.1   (A)急性视网膜坏死综合征在鼻侧的广角图像(白色箭头)。视神经上方也存在卫星病变(黄色箭头)。(B)在正常视网膜向坏死视网膜过渡时的鼻侧成像。坏死的视网膜呈弥漫性高反应性,伴有轻度增厚和玻璃体炎症。(C)视神经上方的卫星病灶横断面图像。视网膜受累区域弥漫性高反应性,增厚明显。可见相关的亚临床浆液性视网膜脱离、脉络膜扩张和玻璃体炎症。(D)抗病毒治疗 2 周后显示视网膜高反应性减少、玻璃体炎症和脉络膜增厚,以及视网膜下积液的消退。

(刘荣强 杨启晨 裴重刚 译   谭钢 校)

第 5 部分

视网膜和脉络膜肿瘤

脉络膜肿瘤

Jay S. Duker

20.1　脉络膜痣

摘要

　　脉络膜痣是一种常见的良性脉络膜病变，通常呈扁平状，颜色多样。痣通常不会增大，但色素沉着会越来越多，表面会出现核仁，并与视网膜下积液相关，这通常只有通过 OCT 才能检测到。痣有恶变为黑色素瘤的可能，但较为少见。脉络膜痣临床表现为位于视网膜下方的深色圆形病变(图 20.1.1)。其大小多为 1~4 倍视盘直径，但也可见较大的脉络膜痣。脉络膜痣可能遍布

眼底。眼底照片是记录脉络膜痣外观的最佳方法。OCT 提供辅助信息，并有助于在不确定的病例中确认诊断。

关键的 OCT 特征

- 可见平坦至微小的增厚。
- 外脉络膜可见明显信号阻断。
- 脉络膜毛细血管压缩，但可能是视网膜(图 20.1.2)。
- 视网膜上可能有囊性改变或局部视网膜下积液病变。

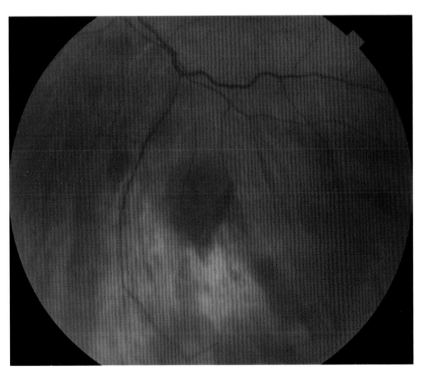

图 20.1.1　1 例 3mm×2mm 非超声脉络膜痣的眼底照片。

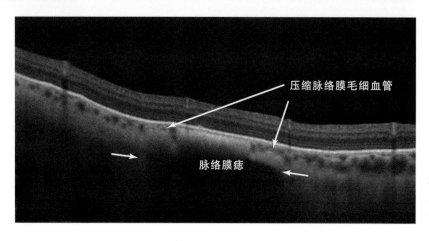

压缩脉络膜毛细血管

脉络膜痣

图 20.1.2 3mm×2mm 的非可疑脉络膜痣的 SD-OCT 线扫描。可见完整的视网膜覆盖，无视网膜下积液。脉络膜毛细血管受压。痣位于外脉络膜，阻挡 OCT 信号的穿透。

20.2　脉络膜黑色素瘤

摘要

脉络膜黑色素瘤是成人眼后段最常见的原发恶性肿瘤。其通常为深棕色或黄褐色，也可能完全无色素沉着。它们的大小各不相同，尽管与脉络膜痣相比，病变越大为黑色素瘤的可能性越高。脉络膜黑色素瘤几乎都是单发的，通常通过血运转移至肝脏。

关键的 OCT 特征

* 隆起的脉络膜肿块，广泛信号阻断(图 20.2.1)。
* 肿瘤区域正常脉络膜血管轮廓模糊(图 20.2.2)。
* 视网膜下积液存在边缘粗糙的光感受器(图 20.2.1)。

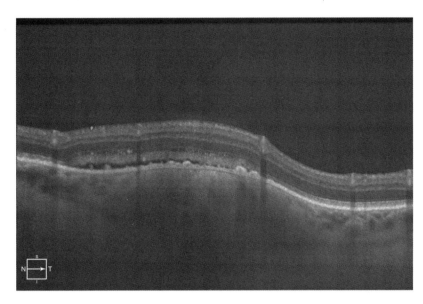

图 20.2.1　OCT 显示隆起的脉络膜肿块、视网膜下积液和"边缘粗糙的"光感受器。

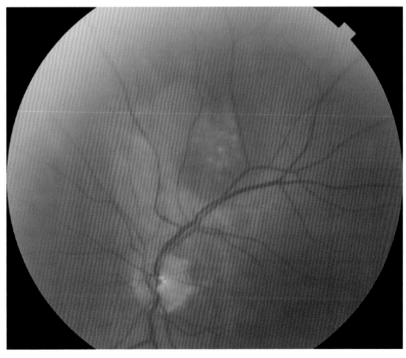

图 20.2.2　对应于图 20.2.1 中 OCT 彩色图像，显示直径 7mm 和厚度 2mm 的小脉络膜黑色素瘤。

20.3　孤立性脉络膜血管瘤

摘要

　　孤立性脉络膜血管瘤是脉络膜的良性病变，常见于 40~50 岁人群，且常当液体渗漏至视网膜或视网膜下引起症状后或通过常规眼科检查被发现。病变通常呈红色的圆形或椭圆形，厚度 3~4mm（图 20.3.1）。常见囊状上视网膜变性、视网膜下积液和视网膜色素上皮改变。仅当中央视力受到影响时才需要治疗。激光光凝、光动力疗法和低剂量辐射可以很好地消除液体渗漏。

关键的 OCT 特征

- 具有固有大血管供应的局部脉络膜肿块。
- 肿瘤上方可能存在视网膜下积液和囊状视网膜变性。
- 肿瘤呈低反射的内部信号（图 20.3.2）。

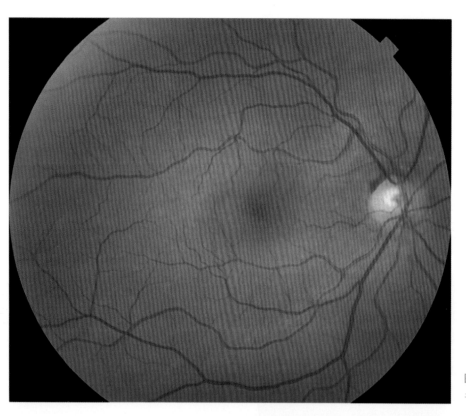

图 20.3.1　彩色眼底照片显示面积小于视盘的红色肿块。

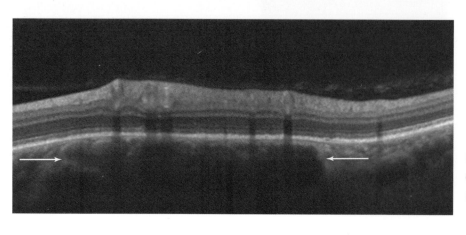

图 20.3.2　孤立性脉络膜血管瘤的 OCT，位于两个箭头之间。不呈典型病变的低反射。

视网膜肿瘤:视网膜毛细血管瘤

第**21**章

Jay S. Duker

摘要

　　视网膜毛细血管瘤是良性病变,可为单发,也可与Von-Hippel Lindau综合征相关。病变为圆形或椭圆形,通常伴有视网膜血管增生。血管瘤在早期很少引起视觉障碍,但随着病变的进展,可引起视网膜内和视网膜下的液体积聚,并伴有肿瘤局部区域及黄斑的硬性渗出物,最终玻璃体牵引会进展为视网膜脱离。

关键的 OCT 特征

* 可见继发性黄斑水肿、硬性渗出物和由周边视网膜毛细血管瘤渗出继发的视网膜下积液(图21.1至图21.3)。

* 毛细血管瘤继发的玻璃体改变常见。

* 病灶升高,界限分明,但内部细节显示有限。

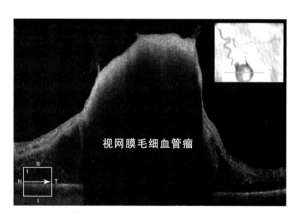

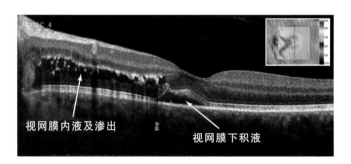

图 21.1　周边视网膜毛细血管瘤患者的黄斑OCT。视网膜内液、视网膜下积液和渗出都是常见特征。

图 21.2　图 21.1 中同一患者,通过视网膜毛细血管瘤的中心的周边 OCT 图像。病变的表面呈高反射性,与玻璃体的界面显示出粘连部位。内部细节由于明显信号阴影而不可见。

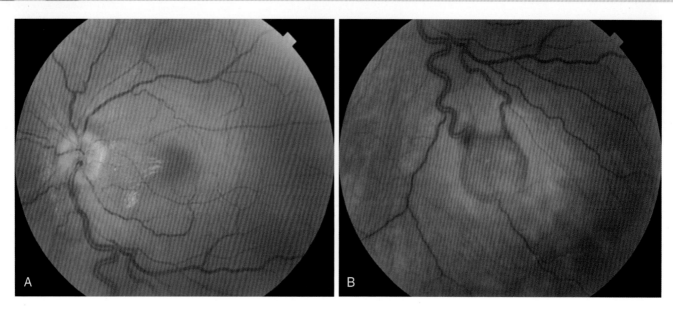

图 21.3 (A)黄斑的彩色照片(对应于图 21.1)和(B)周围病变(对应于图 21.2)。

视网膜色素上皮肿瘤

Jay S. Duker

第**22**章

22.1 单纯视网膜色素上皮错构瘤

摘要

先天性单纯视网膜色素上皮(RPE)错构瘤是一种罕见的良性 RPE 肿瘤,位于视网膜表面。尽管其通常在成年后经过常规检眼镜检查发现,但由于视觉症状不常见,视网膜色素上皮错构瘤被认为是先天性肿瘤。可以用胚胎发生过程中的异常迁移来解释其常位于视网膜表面。临床表现可提示其存在,OCT 用于确诊,通常为边界清楚的圆形黑色病灶。

关键的 OCT 特征

- 位于视网膜前并具有高反射性,导致下方视网膜和脉络膜毛细血管阴影和模糊(图 22.1.1 和图 22.1.2)。
- 边界非常锐利。

参考书目

Barnes AC, Goldman DR, Laver NV, et al. Congenital simple hamartoma of the retinal pigment epithelium: clinical, optical coherence tomography, and histopathological correlation. *Eye (Lond)*. 2014;28(6):765–766.

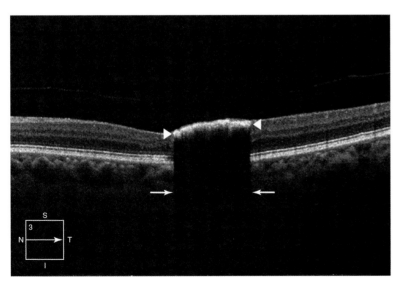

图 22.1.1 典型单纯视网膜色素上皮错构瘤的 OCT。病变位于箭头之间,呈极高的反应性。箭头显示了底层阴影的范围。

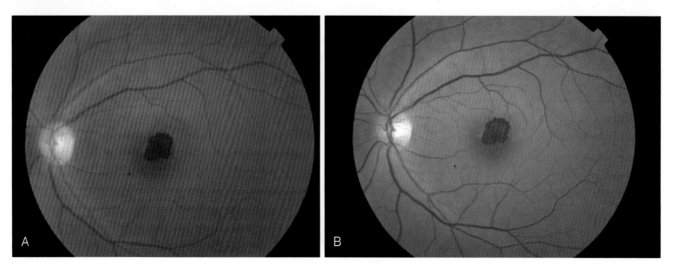

图 22.1.2 彩色(A)和去红(B)照片(对应于图 22.1.1)显示墨黑色的 RPE 先天性错构瘤和其典型临床外观。

22.2　视网膜和视网膜色素上皮的合并错构瘤

摘要

视网膜和 RPE 的合并错构瘤是一种罕见的良性错构瘤。鉴别其他外观类似但实际为恶性的肿物非常重要。合并错构瘤临床表现为视网膜局部组织紊乱伴纤维化。所涉及的区域包括视网膜与 RPE 全层。继发性玻璃体视网膜界面力或病变本身可破坏中央黄斑，导致视力障碍。OCT 在确认诊断和检查受累组织中有重要作用，尤其是当未累及下层脉络膜时。

关键的 OCT 特征

- 在大多数病例可见全层视网膜和视网膜色素上皮组织无序化（图 22.2.1）。
- 常见锯齿状上覆纤维化（图 22.2.1 和图 22.2.2）。
- 黄斑囊样水肿、视网膜前膜和牵引性视网膜脱离为次要特征（图 22.2.1）。

参考书目

Xue K, Mellington F, Gout I, et al. Combined hamartoma of the retina and retinal pigment epithelium. *BMJ Case Rep*. 2012;doi:10.1136/bcr-2012-006944.

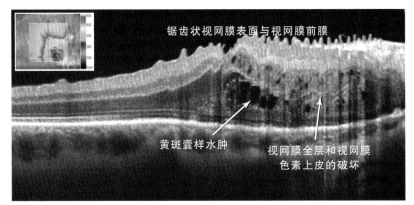

图 22.2.1　典型的视网膜和 RPE 合并错构瘤的 OCT 表现。

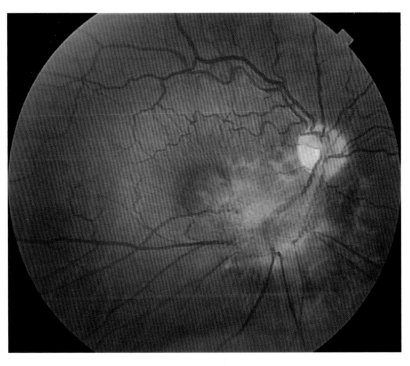

图 22.2.2　对应于图 22.2.1 的彩色照片。

第 23 章

转移性脉络膜肿瘤

Jay S. Duker

摘要

转移性脉络膜肿瘤很罕见，但其为成人眼后段最常见的恶性肿瘤。最常见的原发病灶位置为乳房和肺。转移通常为多发并累及双侧。放射治疗通常能抑制病变生长,但多数病例预后不佳。

关键的 OCT 特征

- 致密的脉络膜肿块,几乎或根本无可见的脉络膜血管(图 23.1 和图 23.2)。
- 视网膜下积液覆盖常见。
- 视网膜色素上皮倾向于呈现"波浪形"结构覆盖转移灶。

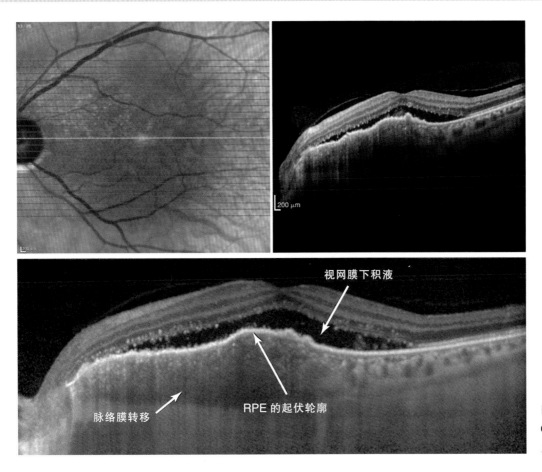

图 23.1　脉络膜转移的 OCT 表现为脉络膜毛细血管的典型浸润。

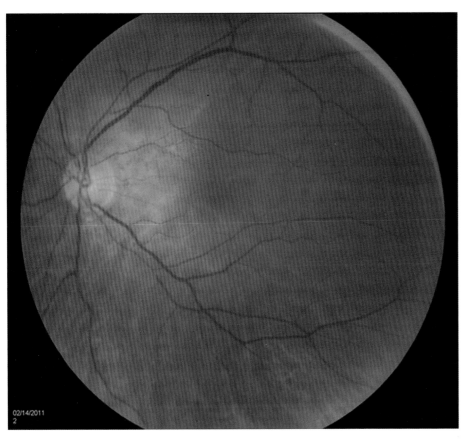

图 23.2　相应的彩色照片显示视神经颞侧的无色脉络膜肿块。

（龚滢欣　梁荣斌　潘逸聪　译　　邵毅　校）

第 6 部分

创伤

机械创伤：Valsalva视网膜病变

第24章

Jay S. Duker

摘要

Valsalva 视网膜病变是由视网膜内浅表毛细血管破裂引起的。声门关闭时进行强制呼气,会导致眼内静脉压突然升高。导致出血池在亚内界膜(ILM)间隙,一般覆盖在黄斑上。由于重力作用,急性出血随时间推移而出现分层,出现特征性的临床表现。大多数情况下会随着时间自我愈合。OCT 有助于鉴别 ILM 下间隙的出血点,在相应的临床背景下可辅助确诊疾病。此外,OCT可以精确监测出血面积和体积。仅根据临床表现很难确定出血点量的变化;因此,OCT 是诊断 Valsalva 视网膜病变的有力工具。

关键的 OCT 特征

- OCT 的垂直扫描模式最具价值。
- 在 OCT 垂直扫描模式图像中,ILM 下方存在两个不同的区域(图 24.1)。

1. 上方低反射腔(浆液成分)
2. 下方高反射腔(出血性成分)

- 通过比较垂直 OCT 扫描或三维扫描图像,可以观察疾病演变过程(图 24.1 和图 24.2)。

参考书目

Goldman DR, Baumal CR. Natural history of Valsalva retinopathy in an adolescent. *J Pediatr Ophthalmol Strabismus*. 2014;51(2):128.

Szelog JT, Lally DR, Heier JS. Natural history of Valsalva-induced subhyaloid hemorrhage. *JAMA Ophthalmol*. 2015;133(2):e143268.

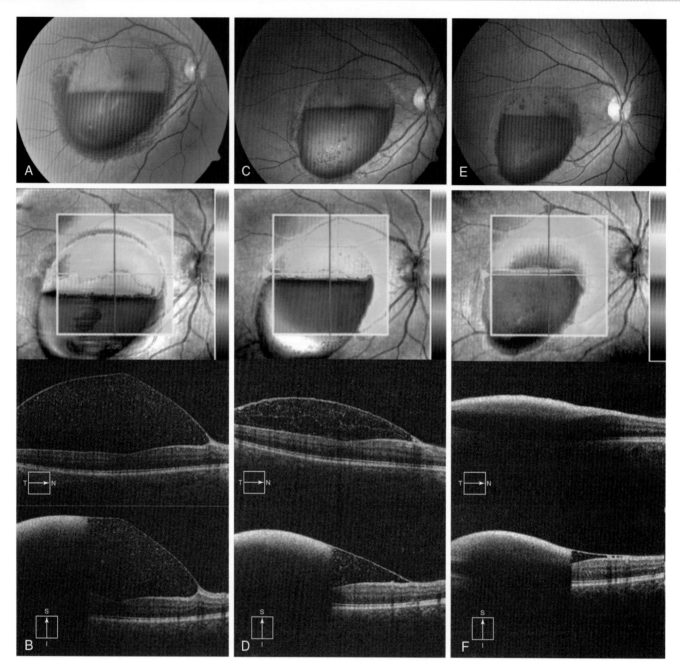

图 24.1　一位 33 岁的健康妇女,患有继发于导致剧烈呕吐的胆囊炎的 Valsalva 视网膜病变。(A 和 B)症状出现 1 周后,ILM 下间隙出血出现分层。视力为 20/200。(C 和 D)在 2 周后,视力为 20/200,临床上出血的垂直高度似乎比刚出现时有所增加。然而,OCT 证实总出血量实际上已经明显减少。(E 和 F)术后 1 个月视力为 20/100,伴有出血量持续减少。(待续)

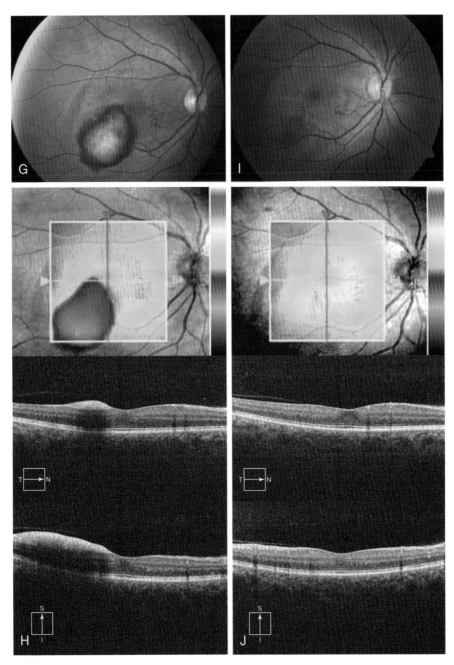

图 24.1(续)　(G 和 H)发病 2 个月后,视力提高到 20/25,中心凹出血清除。(I 和 J)术后 4 个月视力恢复至 20/20,出血完全消退。

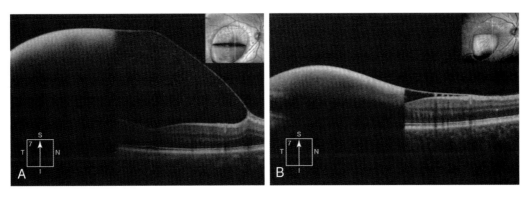

图 24.2　Valsalva 视网膜病变 ILM 下出血在基线扫描(A)和出现后 1 个月的垂直跟踪 OCT 扫描(B)的比较。

第25章 光损伤性黄斑病

Jay S. Duker

25.1 激光性黄斑损伤

摘要

在商业和娱乐环境中，高功率激光的使用日益普遍，黄斑会在有意或无意中受到照射，导致在 21 世纪，激光损伤性黄斑病变的发生率上升。由于直视激光，大部分的损伤位于黄斑中心区域。临床上，急性病变呈黄色斑驳状，在数周至数月内迅速消退。损伤的后期是非特异性的，伴有不同程度的视网膜色素上皮（RPE）色素紊乱和视网膜萎缩。视网膜损伤程度取决于激光照射程度，轻微的损伤只影响外层视网膜，更严重的损伤会影响全层视网膜。

关键的 OCT 特征

• 急性发病时，可见局部外层视网膜病变>内层视网膜病变，表现为内段/外段/椭圆体带（IS/OS/EZ）和视网膜色素上皮细胞（RPE）的高反射（图 25.1.1 和图 25.1.2）。

• 在亚急性或慢性病变中，会出现片状 RPE 破坏和聚积现象（图 25.1.3）。

• IS/OS/EZ 的恢复取决于初始损伤的严重程度，并与视力恢复相关。

参考书目

Wyrsch S, Baenninger PB, Schmid MK. Retinal injuries from a handheld laser pointer. *N Engl J Med*. 2010;363(11):1089–1091.

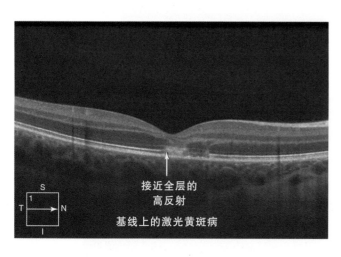

接近全层的高反射

基线上的激光黄斑病

图 25.1.1 非常严重的急性激光损伤性黄斑病变的 OCT。

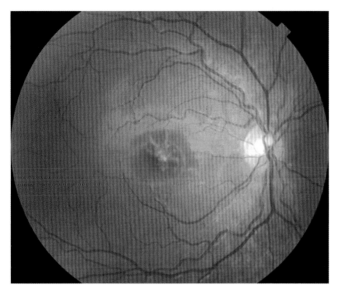

图 25.1.2　与图 25.1.1 对应的彩色照片。

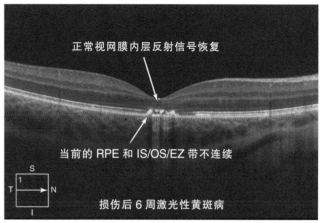

图 25.1.3　损伤后 6 周。

25.2　日光性黄斑损伤

摘要

　　有意或无意地长时间暴露在强烈的光源下，如太阳或焊接电弧，可能会导致黄斑光化学损伤。这种损伤通常是双侧的、对称的，位于中心凹内。视力损害主要表现为一种与暴露严重程度有关的中央暗点。OCT扫描可在相应临床背景下进行辅助诊断。黄斑中心凹内局灶的外层视网膜"孔"是其特征性表现，但偶尔在其他疾病中也可见类似表现。

关键的 OCT 特征

- 内层视网膜正常。
- 视网膜色素上皮（RPE）和内段/外段/椭圆体带（IS/IO/EZ）的局灶性破坏或丢失，与周围正常视网膜的边界清晰（图 25.2.1 至图 25.2.3）。
- OCT 上的表现通常在初次暴露后长期存在。

参考书目

Chen RW, Gorczynska I, Srinivasan VJ, et al. High-speed ultrahigh resolution optical coherence tomography findings in chronic solar retinopathy. *Retin Cases Brief Rep*. 2008;2(2):103–105.

Comander J, Gardiner M, Loewenstein J. High-resolution optical coherence tomography findings in solar maculopathy and the differential diagnosis of outer retinal holes. *Am J Ophthalmol*. 2011;152(3):413–419.

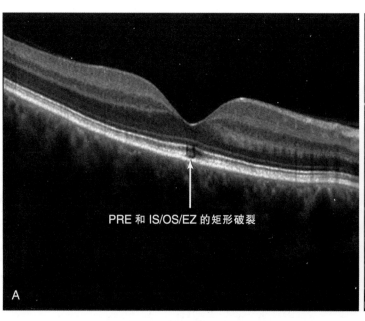

PRE 和 IS/OS/EZ 的矩形破裂

A

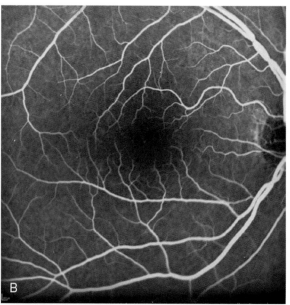

B

图 25.2.1　(A)太阳黄斑病的 OCT。(B)相应的荧光素血管造影显示强荧光的定点区域。

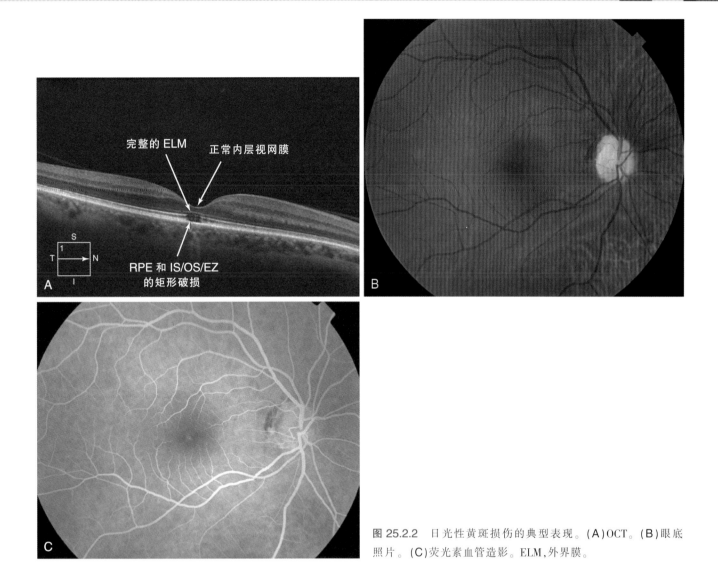

图 25.2.2　日光性黄斑损伤的典型表现。(A) OCT。(B) 眼底照片。(C) 荧光素血管造影。ELM，外界膜。

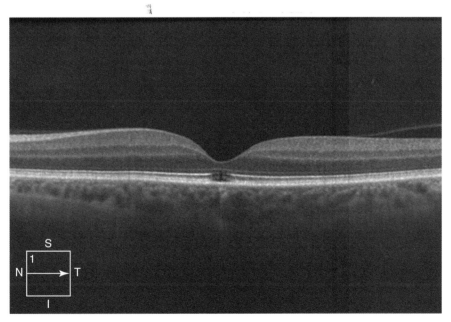

图 25.2.3　图 25.2.2 的另一只眼显示了类似的病情，但稍轻。

（张梦瑶　申眉　刘力齐 译　　邵毅 校）

第 7 部分

遗传性视网膜退化

视网膜营养不良

Shilpa Desai, A. Yasin Alibhai, Jay S. Duker

第 **26** 章

26.1 色素性视网膜炎

摘要

色素性视网膜炎（RP）是一种异质性的遗传性疾病，其特征是周围视网膜首先出现视网膜细胞功能丧失。RP 在严重程度、发病年龄、遗传方式和系统相关性方面可有不同。RP 可能以常染色体显性遗传、常染色体隐性遗传或 X 连锁隐性遗传方式遗传。X 连锁隐性遗传通常是最严重的，该疾病通常发生在视紫红质基因的突变后，尽管某些形式的 RP 与 RDS 基因突变有关（Anasagasti 等，2012）。一般来说，RP 的特点是夜视缓慢、进行性丧失（夜盲），并伴有视野缩小。在疾病的后期，中心视力会受到影响，这可能会引起严重的视力丧失。典型的眼底异常包括视神经蜡样苍白、视网膜色素上皮（RPE）改变引起的绒毡样反射、视网膜周围血管变窄及视网膜中央区骨刺样改变（图 26.1.1）。RP 确诊需要电生理检查。计算机断层扫描有助于初步诊断和发现相关的黄斑异常，如囊样黄斑水肿（图 26.1.2）。虽然视网膜假体植入可用于极端严重的病例治疗，但目前 RP 的治疗有限（Farrar 等，2012）。

要点

- 症状包括夜盲、视野缩小，在某些情况下视力丧失。
- 视神经蜡样苍白、视网膜血管变薄、周围视网膜骨刺样变薄是常见的临床表现。
- 早期/轻度病变中的 OCT 表现包括中央视网膜和 RPE 的相对保留，同时丧失周围视网膜和临近中心凹的 RPE。
- 晚期/严重病变中的 OCT 表现包括所有视网膜层的明显变薄，尤其是周围视网膜和光感受器。
- OCT 可发现相关的囊状黄斑水肿。

参考书目

Anasagasti A, Irigoyen C, Barandika O, et al. Current mutation discovery approaches in retinitis pigmentosa. *Vision Res.* 2012;75:117–129.

Farrar GJ, Millington-Ward S, Chadderton N, et al. Gene-based therapies for dominantly inherited retinopathies. *Gene Ther.* 2012;19(2):137–144.

Wolfensberger TJ. The role of carbonic anhydrase inhibitors in the management of macular edema. *Doc Ophthalmol.* 1999;97(3-4):387–397.

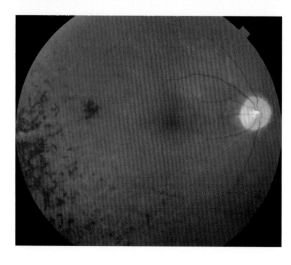

图 26.1.1　典型 RP 患者的彩色眼底照片。周围骨刺样沉积侵犯黄斑,视神经苍白,血管减少明显。中心视网膜和 RPE 保留("中央岛")。

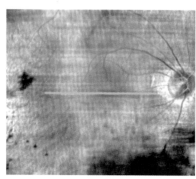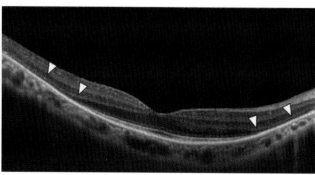

图 26.1.2　与图 26.1.1 相对应的 OCT B－扫描结果。视网膜外层明显变薄,黄斑边缘 RPE 明显脱落。然而,中心凹保留正常的视网膜结构。

26.2　Stargardt 病

摘要

Stargardt 病与 ABCA4 基因突变有关，是最常见的遗传性黄斑营养不良，占年轻人黄斑变性的大部分。Stargardt 病的发病年龄和疾病严重程度不同，但一般来说，病程越长，病情越严重。眼底表现是 RPE 层有黄色斑点样沉积集中在黄斑，虽然可能会涉及整个视网膜后极部(图 26.2.1)。中央黄斑萎缩导致与临近中心凹中心相关的视力丧失，荧光血管造影多数表现为特征性的暗脉络膜，眼底自发荧光表现为特征性的模式。OCT 提供与 RPE 相关的病理病变位置的辅助信息，这有助于确诊。在已知的 Stargardt 病中，OCT 对于发现和监测黄斑萎缩进展为中心凹旁或中心凹下至关重要。

关键的 OCT 特征

- RPE 及覆盖的外视网膜及内段/外段/椭球带(IS/OS/EZ)受到破坏，破坏程度与疾病严重程度有关。
- 相关联的视网膜萎缩始于黄斑中心凹旁，病程更长则扩散至中心凹(最初不涉及中心凹)(图 26.2.2 至图 26.2.4)。

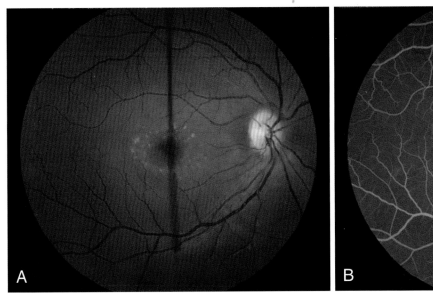
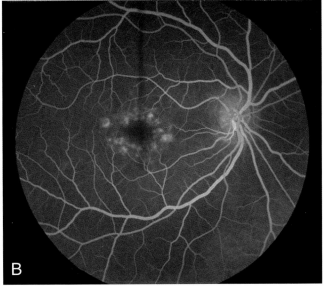

图 26.2.1　(A)Stargardt 病的典型早期彩色照片，显示黄色的鱼形斑点。(B)相应的荧光血管造影显示鱼形病变及特征性的暗色脉络膜染色。

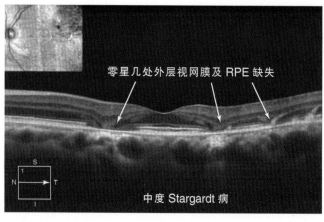

零星几处外层视网膜及 RPE 缺失

中度 Stargardt 病

图 26.2.3 中度 Stargardt 病伴有外层视网膜不完整及 RPE 萎缩,中心凹未累及。

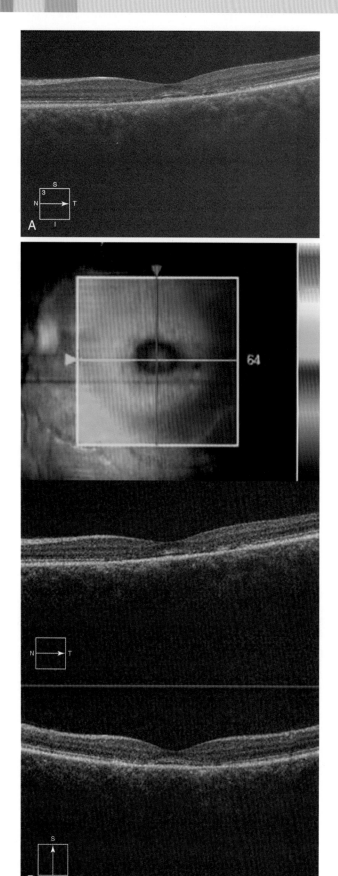

图 26.2.2 (A)轻度 Stargardt 病的结构 OCT 表现为中心凹旁 IS/OS/EZ 带不完整性破坏。中心凹相对完整。(B)相应的 OCT 厚度图显示继发于外视网膜缺失的中心凹旁变薄。

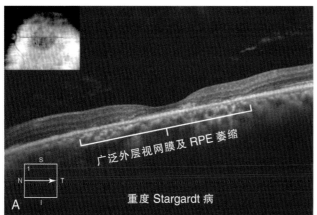

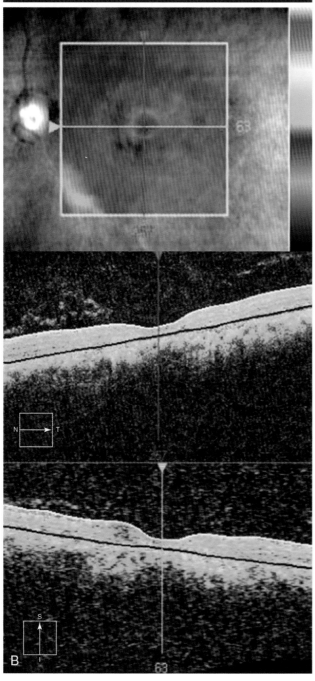

图 26.2.4　(A)严重/进展期 Stargardt 病的结构 OCT 表现为普遍的外视网膜及 RPE 萎缩,累及整个黄斑。(B)相应的厚度图能最好地显示黄斑整体萎缩。

26.3 Best 病

摘要

Best 病是由 BEST1 基因突变引起的，在疾病的不同阶段具有多种临床表型。这包括卵黄样黄斑变性期、假性积脓期、炒鸡蛋样期和萎缩期。典型病变为双侧黄斑中心病变。然而，病变也有可能变现为多病灶和不对称。OCT 可鉴别 Best 病最具代表性的黄斑下病变，包括不同病变阶段的差异。

关键的 OCT 特征

- 卵黄样黄斑变性期显示视网膜下物质聚集，为高反射和低反射物质的混合物(图 26.3.1 至图 26.3.3)。
- 假性积脓期表现为低反射物质向上、高反射物质向内分层，最好采用垂直 OCT 识别（图 26.3.4 至图 26.3.6)。
- 炒鸡蛋样期表现为 RPE 萎缩、色素团块和视网膜下纤维化。
- 萎缩期表现为普遍性萎缩。

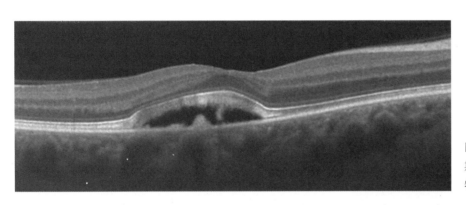

图 26.3.1 Best 病的卵黄样黄斑变性期，视网膜下的物质是高反射和低反射物质的混合物。

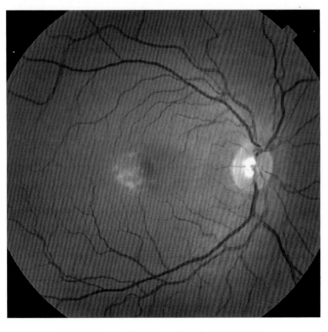

图 26.3.2 与图 26.3.1 相对应的彩色照片。

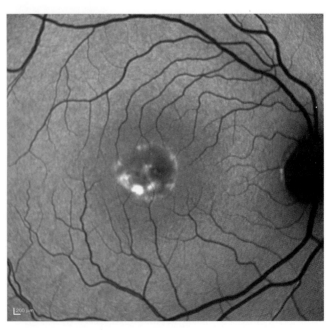

图 26.3.3 与图 26.3.1 相对应的眼底自体荧光图片。

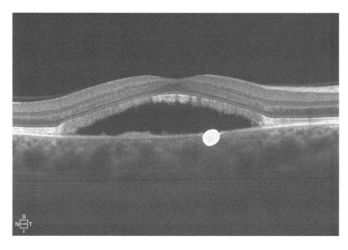

图 26.3.4　Best 病的假性积脓期,上层低反射物质的水平成像。

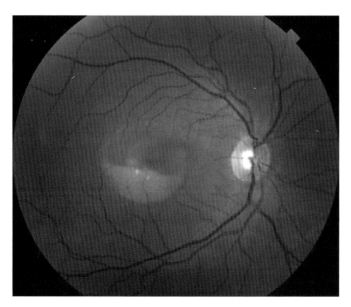

图 26.3.5　与图 26.3.4 相对应的彩色照片。

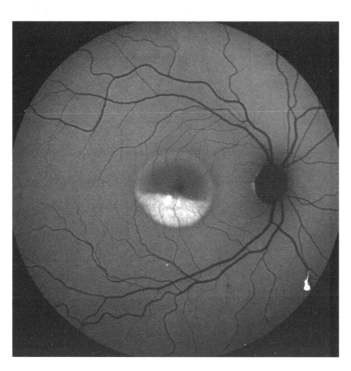

图 26.3.6　与图 26.3.4 相对应的眼底自体荧光。

26.4　视锥细胞营养不良

摘要

视锥细胞营养不良包括许多影响视锥系统的遗传性营养不良。与其他遗传条件一样，发病年龄、严重程度和进展速度可能因突变类型而异。视锥细胞营养不良涉及多个基因（Renner 等，2009）。其症状包括视力丧失、色觉障碍，以及在明亮条件下视力困难增加（昼盲症）。视力敏感度不一，但通常在 20/20 到 20/200 之间。眼底检查显示黄斑内 RPE 萎缩呈牛眼样，在眼底自体荧光检查中表现明显（图 26.4.1）。周围视网膜病变未累及。OCT 显示外层视网膜缺失影响黄斑（图 26.4.2）。通常需要进行电生理检查来确认诊断，并显示明视觉和闪烁反应减少或检测不到。

关键特征

- 视锥细胞营养不良是指视锥系统功能紊乱的各种营养不良。
- 临床症状包括视力丧失、色觉障碍、视野中央暗点和昼盲症。
- 牛眼样黄斑病变是最典型的临床特征。
- OCT 显示外层视网膜外层，影响黄斑和视网膜中心凹，与色素性视网膜炎不同，色素性视网膜炎通常不累及视网膜中心凹。
- 病变晚期 OCT 表现包括黄斑完全性萎缩。

参考文献

Renner AB, Fiebig BS, Weber BH, et al. Phenotypic variability and long-term follow-up of patients with known and novel PRPH2/RDS mutations. *Am J Ophthalmol.* 2009;147:518–530.

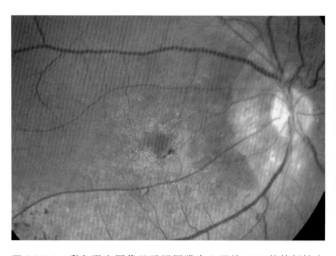

图 26.4.1　彩色眼底图像显示视网膜中心凹处 RPE 的特征性牛眼样图案缺失。

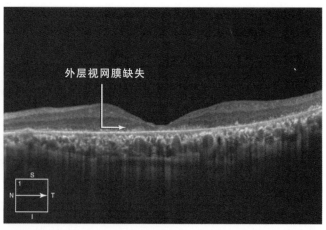

图 26.4.2　与图 26.4.1 相对应的 OCT 结果。线性扫描显示视网膜中心凹和中心凹旁外层视网膜缺失。

26.5　Malattia Leventinese(Doyne 蜂窝样视网膜营养不良)

摘要

Malattia leventinese,也称为显性玻璃膜疣,是由一种已知的基因缺陷(EFEMP1)引起的疾病。通常根据临床表现做出诊断,其大小不一,但玻璃膜疣大多数是大的、位于中央黄斑和视神经盘周围区域。与年龄相关性黄斑变性引起的玻璃膜疣相比,这种玻璃膜疣出现较早。视力丧失可能是萎缩性变化的进展和继发性脉络膜新生血管形成的结果。OCT 主要作为一种辅助成像方式,以确定疾病的程度和监测疾病的继发症状的进展。

关键的 OCT 特征

- 总是出现许多大的、圆形的玻璃膜疣(位于视网膜色素上皮和 Bruch 膜之间的高反射物质)(图 26.5.1 和图 26.5.2)。
- 可能存在类似于基底层玻璃膜疣的小半径玻璃膜疣。

参考书目

Querques G, Guigui B, Levezial N, et al. Multimodal morphological and functional characterization of malattia leventinese. *Graefes Arch Clin Exp Ophthalmol*. 2013;251(3):705–714.

Zhang T, Xie X, Cao G, et al. Malattia leventinese/Doyne honeycomb retinal dystrophy in a Chinese family with mutation of the *EFEMP1* gene. *Retina*. 2014;34(12):2462–2471.

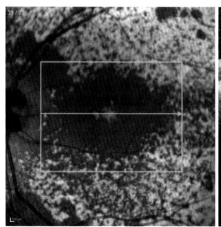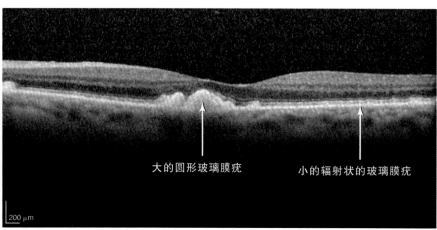

大的圆形玻璃膜疣　　小的辐射状的玻璃膜疣

200 µm

图 26.5.1　Malattia Leventinese 的 OCT 表现为大小不一的玻璃膜疣。

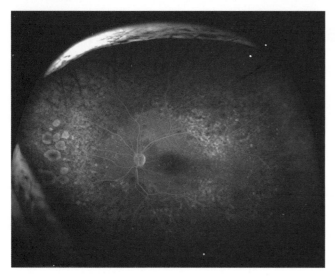

图 26.5.2 与图 26.5.1 相对应的广角荧光素眼底血管造影,显示外周玻璃膜疣的程度。

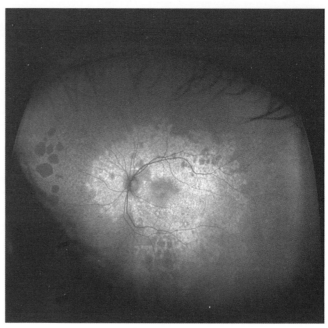

图 26.5.3 广角荧光素眼底血管造影显示了外周 RPE 的广泛缺失。

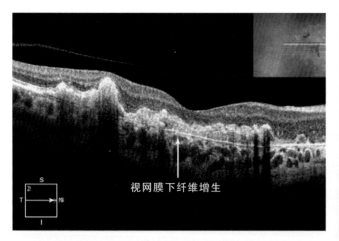

图 26.5.4 晚期 Malattia Leventinese 伴视网膜下纤维增生。(*Courtesy Elias Reichel, MD.*)

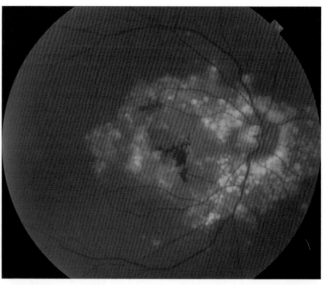

图 26.5.5 与图 26.5.4 相对应的眼底照片显示了 Malattia Leventinese 的典型外观。(*Courtesy Elias Reichel, MD.*)

26.6　中心晕轮状脉络膜营养不良

摘要

中心晕轮状脉络膜营养不良(CACD)是一种影响黄斑的遗传性疾病,CACD 可与年龄相关性黄斑变性(AMD)类似,因此这两种疾病常常被混淆。与 AMD 患者相比,CACD 的患者通常更年轻,有较强的家族史。在疾病早期,黄斑内存在 RPE 改变。随着时间的推移,进展为 RPE 严重萎缩,在中心黄斑留下一个界限清楚的圆形组织损失区域。OCT 有助于识别该病在每个阶段的关键特征,并帮助区分 CACD 和 AMD。

关键的 OCT 特征

- 疾病的早期特征包括可能类似于玻璃膜疣的病灶 RPE 变化。
- 疾病中期出现外视网膜萎缩性改变。
- 在疾病的晚期,出现整个外视网膜、RPE 和脉络膜毛细血管萎缩。这一阶段 RPE 下沉积的缺失有助于区分 CACD 和继发于 AMD 的地图状萎缩(图 26.6.1 和图 26.6.2)。

参考书目

Boon CJ, Klevering BJ, Cremers FP, et al. Central areolar choroidal dystrophy. *Ophthalmology*. 2009;116(4):771–782.
Smailhodzic D, Fleckenstein M, Theelen T, et al. Central areolar choroidal dystrophy (CACD) and age-related macular degeneration (AMD): differentiating characteristics in multimodal imaging. *Invest Ophthalmol Vis Sci*. 2011;52(12):8908–8918.

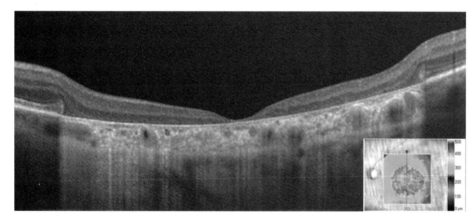

图 26.6.1　一名在 25 年前出现视力下降的 53 岁妇女的左眼 OCT。行此次 OCT 时视敏度为 20/400 OU,双侧对称。她的家族史呈阳性,其父亲也有类似的疾病和病程。图示中心晕轮状脉络膜营养不良晚期,并伴外视网膜、RPE 和脉络膜毛细血管的萎缩。注意图示没有任何 RPE 下沉积,这更像是继发于 AMD 的地图状萎缩的典型表现。

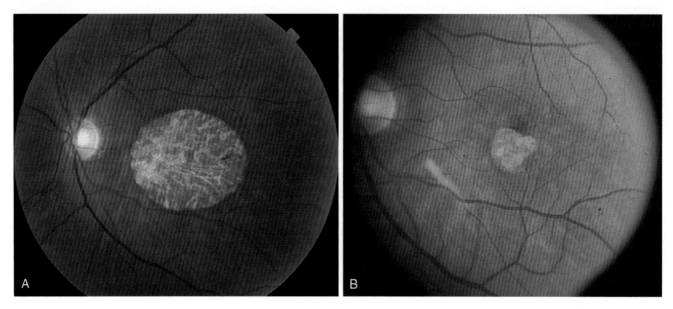

图 26.6.2　(A)眼底照片显示界限清楚的脉络膜视网膜萎缩,与图 26.6.1 相对应。(B)同一患者 25 年前的眼底照片。

（兰东怡　葛倩敏　廖许琳　译　谭钢　校）

第 8 部分

玻璃体疾病

玻璃体后脱离

Darin R. Goldman

第 **27** 章

摘要

玻璃体是一种动态变化的物质，与身体其他部分的老化过程类似。这种老化过程导致持续液化，玻璃体与后节各种结构，包括视神经、黄斑、视网膜血管和外周视网膜的粘连减弱并最终分离。玻璃体后脱离(PVD)是多年来玻璃体从后极持续分离的结果。第一阶段的分离开始于黄斑旁，最终进展为玻璃体视乳头分离。这一进展过程大概需要数年时间，最终导致典型的急性PVD症状，此时临床检查可见 Weiss 环。异常的玻璃体与眼后壁结构分离可导致许多病理状况，如玻璃体积血、玻璃体黄斑牵引、黄斑孔、视网膜前膜、视网膜撕裂和视网膜脱离。

关键的 OCT 特征

- PVD 包括四个阶段。第一阶段：具有完整玻璃体视网膜粘连的中心凹周围 PVD(图 27.3)；第二阶段：具有残余玻璃体视乳头粘连的孤立性黄斑 PVD(图 27.4)；第三阶段：具有残余玻璃体视乳头粘连的外周 PVD(图 27.5)；第四阶段：完全 PVD(图 27.6)(Johnson，2005)。

- PVD 的四个进展阶段均可通过光学相干断层扫描(OCT)来检测(图 27.1 至图 27.7)。

参考文献

Johnson MW. Perifoveal vitreous detachment and its macular complications. *Trans Am Ophthalmol Soc.* 2005;103:537–567.

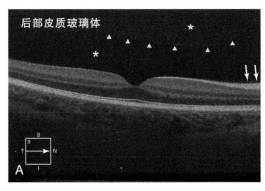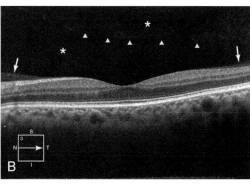

图 27.1 正常的后玻璃体附着黄斑的 OCT。虽然玻璃体腔表现为广泛的低反射信号，但后玻璃体仍然附着在视网膜上(无玻璃体后脱离)，明显表现为弥漫性、模糊、颗粒状的低反射信号(星号)。通常，玻璃体后皮层各层之间会有明显的界限(三角箭头)，反射率略有不同，这有助于确认玻璃体后皮质是否脱离。此外，玻璃体后部的边缘可见薄的超反射膜(箭头)，几乎与黄斑表面融合，难以察觉。

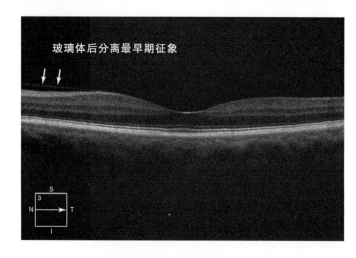

图 27.2　玻璃体后分离的早期征象表现为玻璃体后表面与黄斑表面的局部分离(箭头)。

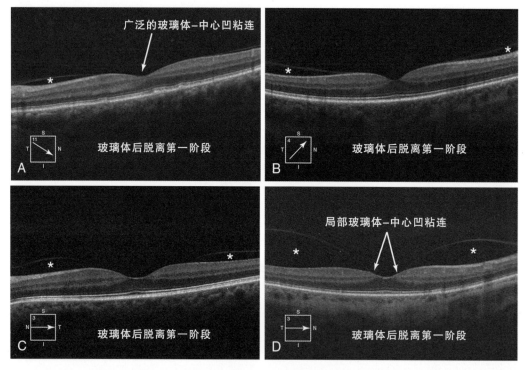

图 27.3　第一阶段玻璃体后脱离的特征是中心凹周围的玻璃体后部从视网膜表面分离(星号),同时视神经和黄斑处玻璃体与视网膜保持粘连。在这一阶段,玻璃体持续脱离(星号),结构从扁平(A 和 B)到较弯(C 和 D)(箭头),中心凹粘连面积从宽到窄。

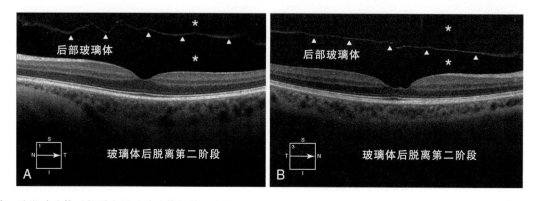

图 27.4　第二阶段玻璃体后部脱离导致玻璃体与黄斑完全分离,仅颞部黄斑、视神经和鼻周残留部分连接。在这个阶段,玻璃体后表面很容易被视作黄斑上方的超反射膜(三角箭头)。与玻璃体(黄色星号)的反射率相比,玻璃体和黄斑之间的腔隙(白色星号)通常更暗,或者说反射更低。

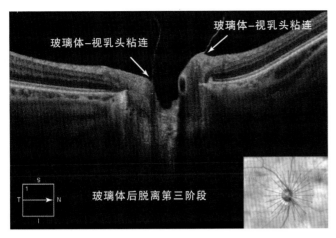

图 27.5　玻璃体后脱离视神经切面的第三阶段的 OCT 图像。有残留的玻璃体视乳头状附着(箭头),玻璃体后部已经从整个视网膜前分离。

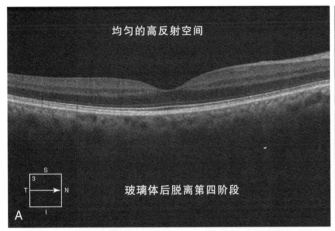

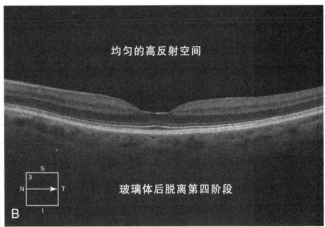

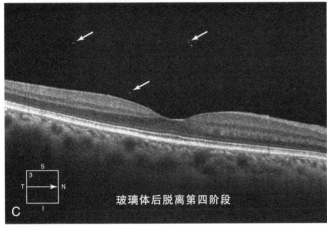

图 27.6　第四阶段,即完全玻璃体后脱离期(PVD),如图 27.1 至图 27.5 所示为所有玻璃体后部的特征性缺失。玻璃体腔表现为均匀的低反射。与 PVD 症状期第四阶段相关的次要特征,如玻璃体积血背景中的红细胞,可能是可见的(C,箭头)。

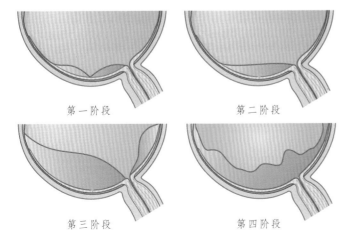

图 27.7　PVD 的阶段:第一阶段为视网膜中心凹周围玻璃体分离,玻璃体与中心凹粘连完整;第二阶段为黄斑区玻璃体完全分离;第三阶段为玻璃体与外周视网膜进一步分离,只有玻璃体与视乳头仍粘连;第四阶段显示玻璃体后部与眼后段的所有结构完全分离。(From Johnson Perifoveal vitreous detachment and its macular complications. Trans Am Ophthalmol Soc. 2005 Dec; 103: 537–567. figure 2 stages of PVD.)

第28章 星状玻璃体变性

Darin R. Goldman

摘要

星状玻璃体变性是一种可导致玻璃体混浊的良性疾病，表现为分散于整个玻璃体腔内的小而白、大小不一的浑浊球体（如夜晚的星星），其分布与重力有关（图28.1A）。这些混浊通常不会影响患者视力，但是它们可能导致眼底异常难以发现或无法与临床表现匹配，以及诊断困难。该病常单眼发病或于单眼更明显，发病率约1/100。在一些星状玻璃体变性较重（病变产生的星状物质致密）、黄斑无法临床观察的病例中，OCT可有助于显示黄斑的细节和相应的病理过程（图28.1B）。星状玻璃体变性在OCT上表现为不同宽度的高反射垂直条纹。

关键的 OCT 特征

- OCT常常能够在严重的星状浑浊的背景下显示黄斑细节。

- 星状玻璃体变性的浑浊在OCT上表现为不同宽度的高反射垂直条纹，条纹粗细可能与球体的大小相对应（图28.2至图28.4）。

- 虽然星状玻璃体变性的浑浊在空间上仅存在于玻璃体腔内，但是由于图像的伪影，在OCT上可能看起来病变在视网膜层和脉络膜。

- 阴影效应也是星状玻璃体变性的特征，可能是可见的或图像显示范围外不可见的那些星状浑浊所导致。

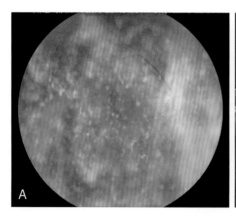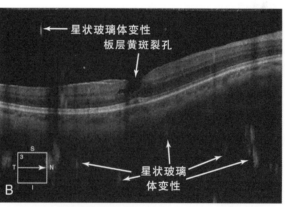

图 28.1 (A)密集的玻璃体星状浑浊患者眼底彩照，眼底细节不可见。(B)相应区域的OCT信号减弱，但能较好地显示黄斑的细节。在这种情况下，我们应密切注意全层的黄斑裂孔；但此时OCT显示此患者仅有板层黄斑裂孔。

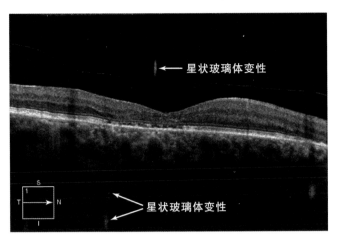

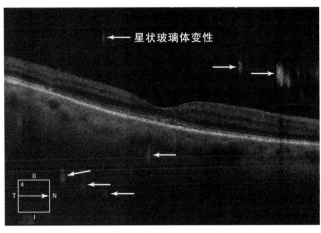

图 28.2　OCT 显示轻度星状玻璃体变性,只有少数病灶可见。

图 28.3　中度星状玻璃体变性,表现为高反射性、垂直方向的特征性 OCT 表现。

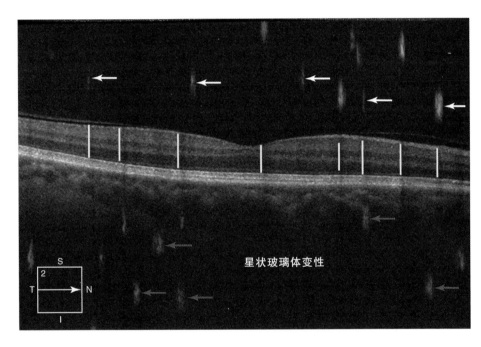

图 28.4　严重星状玻璃体变性,OCT 表现为许多高反应性斑点。注意阴影区域(黄线的右侧)。这些区域与位于这个平面上方(白色箭头,真实图像)和下方(红色箭头,镜像伪像)的星状浑浊有关。

第29章 | 玻璃体积血

Darin R. Goldman

摘要

自发性玻璃体积血是玻璃体腔的常见疾病，每10万人中约有7人发生（Spraul & Grossniklaus, 1997）。玻璃体积血常见于视网膜/玻璃体内正常或新生血管出血，也可能是来自于视网膜下层的出血。非外伤性自发性玻璃体积血最常见的原因包括糖尿病性视网膜病变、视网膜撕裂/脱离、后部玻璃体脱离引起的玻璃体视网膜牵引、视网膜静脉阻塞性疾病、视网膜大动脉瘤破裂和湿性年龄相关性黄斑变性。自发性玻璃体积血是视力损伤的常见原因，在轻微病例中通常无需治疗即可自愈，但严重患者可能需要进行玻璃体切除术。在严重玻璃体积血眼底不可见的情况下，B超是首选的影像学检查方式。然而，当玻璃体积血而眼底充分可见时，OCT可帮助鉴别黄斑病变。此外，对于非常细微的玻璃体积血，OCT可用于确诊。

关键的 OCT 特征

● 玻璃体积血在OCT中的表现包括单个红细胞、血块和继发的阴影效应（图29.1至图29.4）。

● 单个红细胞表现为小而致密的高反射斑，弥漫性出血表现为片状均匀高反射。

参考文献

Spraul CW, Grossniklaus HE. Vitreous Hemorrhage. *Surv Ophthalmol*. 1997;42(1):3–39.

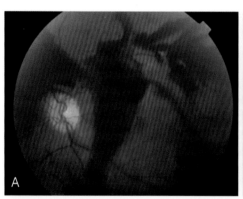
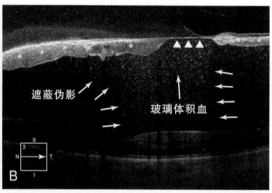

图29.1 （A）糖尿病性玻璃体积血彩色照片。（B）OCT可显示透明质后表面（三角箭头）有潜在的出血，出血既附着于玻璃体后（星号），也弥漫于玻璃体内（箭头间）。玻璃体积血最厚的部位所附着的视网膜的潜在细节被阴影和伪影覆盖。

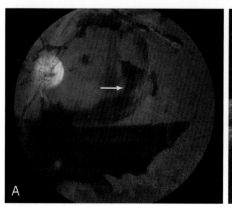
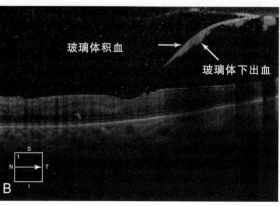

图29.2 （A）糖尿病性玻璃体积血彩色照片，多见于玻璃体下腔。（B）OCT显示轻微的玻璃体积血覆盖在鼻侧黄斑上。同时，可见玻璃体下出血（黄色箭头对应于图29.2A中的同一箭头）与下面的阴影和伪影。

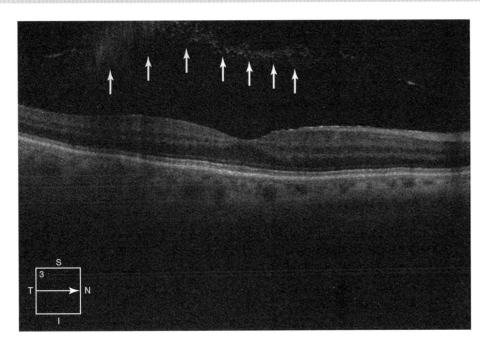

图 29.3　视网膜大动脉瘤破裂继发玻璃体积血。出血较浓的地方,有伪影(黄色箭头)。出血较轻的地方,没有阴影(白色箭头)。

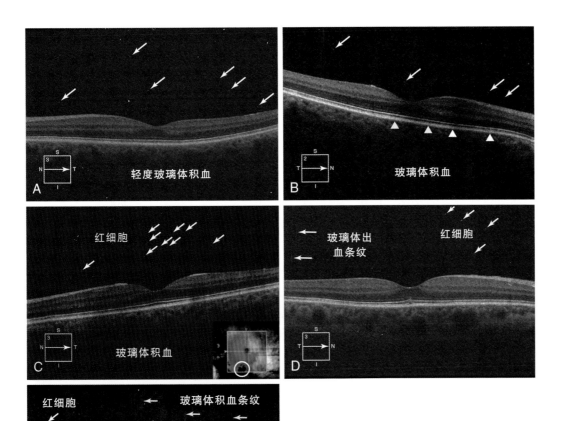

图 29.4　(A)急性玻璃体后脱离的轻度玻璃体积血,临床上可能未引起注意。单个红细胞在 OCT 上表现为小的、圆形的、超反射的斑点(箭头)。(B)位于成像范围上方的更明显的玻璃体积血,可见其带有阴影伪影(三角箭头之间)。单个红细胞也被显影(箭头)。(C)除了红细胞(箭头)之外,厚度图还显示由于该区域上覆玻璃体积血的局部信号阻塞造成的黑色分割伪影(圆圈)。(D 和 E) OCT 显示红细胞(白色箭头)和玻璃体积血的超反应性垂直条纹(黄色箭头)。

第 **30** 章 | # 玻璃体炎
Darin R. Goldman

摘要

许多类型的葡萄膜炎会引起玻璃体炎，这是葡萄膜炎病程中常见的一部分。过去两次随访之间病情判断往往依赖于临床医生不可再现的不精确的主观临床评估，而 OCT 提供了一种更精确的方法来评估玻璃体炎的病程变化。玻璃体炎造成的屈光间质浑浊影响光的传输，相应的能量衰减分布相当均匀，导致 OCT 信号减弱。在排除其他引起 OCT 信号减弱原因的情况下，如泪液滤过率低或白内障等，OCT 信号强度的变化可用于监测葡萄膜炎活动和治疗效果。OCT 信号强度的变化与角膜炎的严重程度相关，它提供了客观的和可重复的疾病活动性的直接测量方式（图 30.1 至图 30.3）。已出现使用 OCT 监测玻璃体炎的其他更复杂的方法（Keane 等，2014；Zarranz-Ventura 等，2016）。此外，OCT 应用于监测葡萄膜炎相关的囊样黄斑水肿（CME）及其治疗效果也非常有用（图 30.4）。

关键的 OCT 特征

- 在玻璃体炎的情况下 OCT 的图像会损失与玻璃体混浊程度相应的信号强度。
- OCT 信号强度可用于监测葡萄膜炎的活动和治疗效果。
- OCT 还可以准确监测葡萄膜炎的继发性疾病如 CME 等的病程及其治疗效果。

参考文献

Keane PA, Karampelas M, Sim DA, et al. Objective measurement of vitreous inflammation using optical coherence tomography. *Ophthalmology.* 2014;121(9):1706–1714.
Zarranz-Ventura J, Keane PA, Sim DA, et al. Evaluation of objective vitritis grading method using optical coherence tomography: influence of phakic status and previous vitrectomy. *Am J Ophthalmol.* 2016;161:172–180.

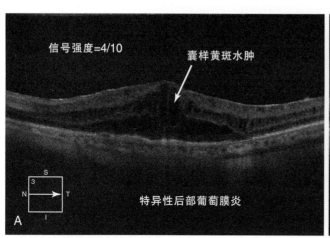 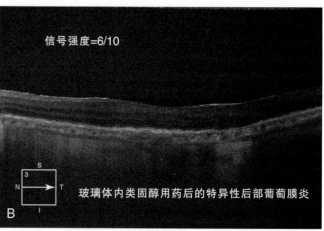

图 30.1 （A）特异性后葡萄膜炎。由于弥漫性玻璃体炎导致 OCT 信号强度为 4/10，表现为图像整体分辨率较差。还有明显的葡萄膜炎相关性 CME。（B）植入地塞米松 1 个月后，CME 消退，信号强度提高至 6/10，玻璃体炎改善。CME 信号强度和分辨率的提高均表明特异性后葡萄膜炎对治疗敏感。

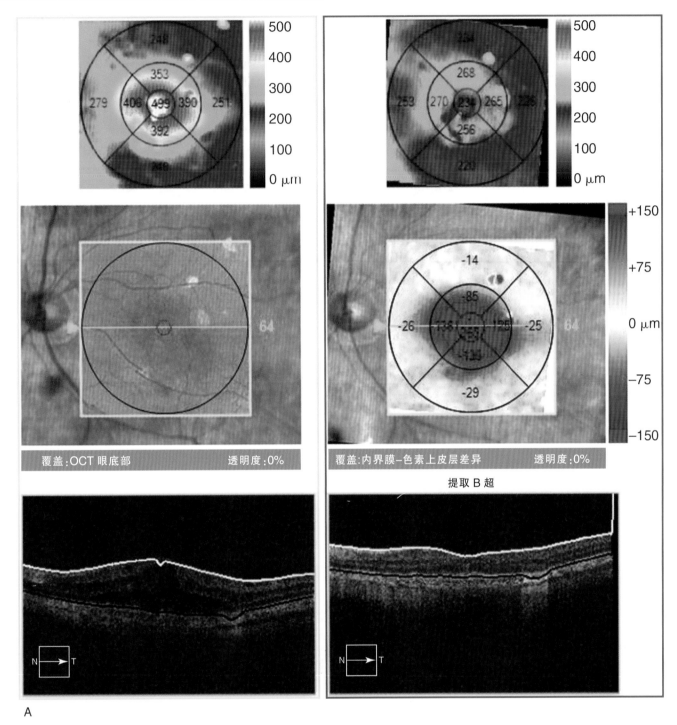

A

图 30.2　(**A**)除了结构 OCT B-扫描(底部),厚度图(顶部)和差异图(中间,右边)均对于观测病程时间以及空间上的变化非常有帮助,尤其是在治疗效果上的观察。治疗前(黄色框)的厚度图显示存在明显的的中心 CME,治疗后(红色框)的中心 CME 消失。随着时间的推移,这种变化在差异图上可完美地显示(中间,右边)。(待续)

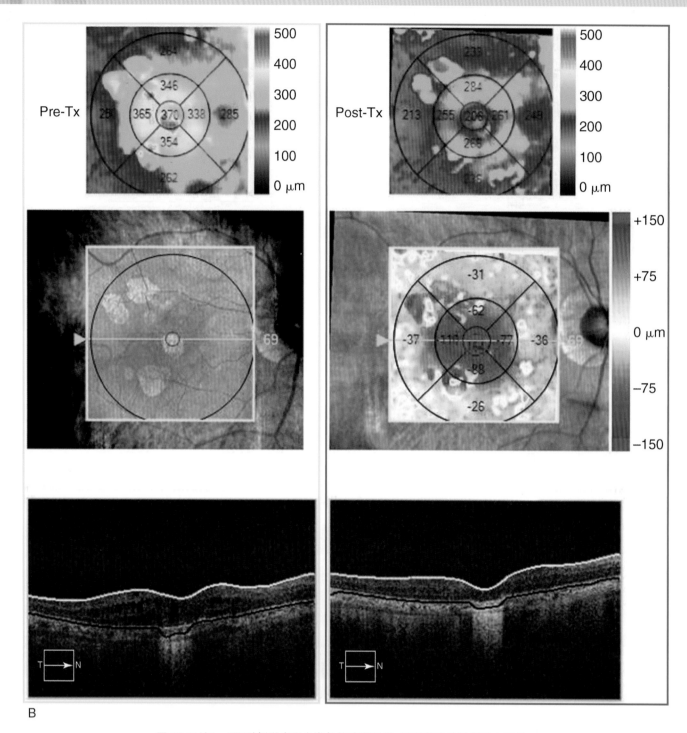

B

图 30.2(续)   (B)对侧眼表现出类似的治疗反应,厚度图和差异图突出显示。

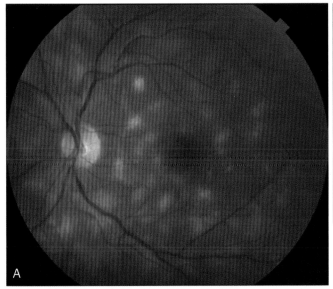

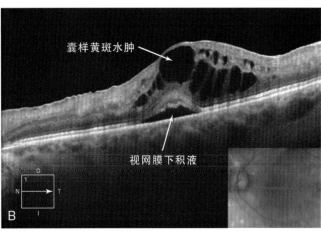

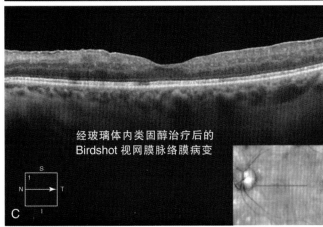

图 30.3　(A)Birdshot 视网膜脉络膜病变彩色照片。(B)治疗前有明显 CME 及视网膜下积液。(C)经玻璃体内类固醇治疗后，CME 及视网膜下积液完全消退。

（朱佩文　舒会叶　王怡欣　译　魏雁涛　校）

第 9 部分

各种视网膜疾病

周围视网膜异常

Darin R. Goldman

第 **31** 章

31.1 牵拉性视网膜脱离

摘要

牵引性视网膜脱离最常见为继发于增殖性糖尿病性视网膜病变或增殖性玻璃体视网膜病变。临床表现特征为视网膜前膜和玻璃体膜对视网膜表面施加牵引力。视网膜脱离的类型和位置取决于这些力受力的位置及其强度。脱离部位可为黄斑、外周或总视网膜。是否存在脱离是通过视网膜下是否存在积液来确定的。这种液体在临床症状出现之前可在 OCT 上检测到（图 31.1.1 至图 31.1.5）。在增殖性糖尿病性视网膜病变中，牵拉性视网膜脱离开始于视网膜的局部牵引，该局灶性牵拉逐渐扩大，导致视网膜下层增厚，伴有裂隙样改变，并最终进展为视网膜下积液。在增生性玻璃体视网膜病变的情况下，牵拉性视网膜脱离表现为一种急性的视网膜前膜突出和视网膜下积液。

关键的 OCT 特征

• 继发于增殖性糖尿病性视网膜病变的牵拉性视网膜脱离，其特征是多焦牵拉区、视网膜前膜、视网膜内裂样改变和视网膜下积液区域(图 31.1.1 至图 31.1.4)。

• 继发于其他疾病如增殖性玻璃体视性网膜病变的牵拉性视网膜脱离，有较突出的视网膜前膜和大量的视网膜下积液(图 31.1.5)。

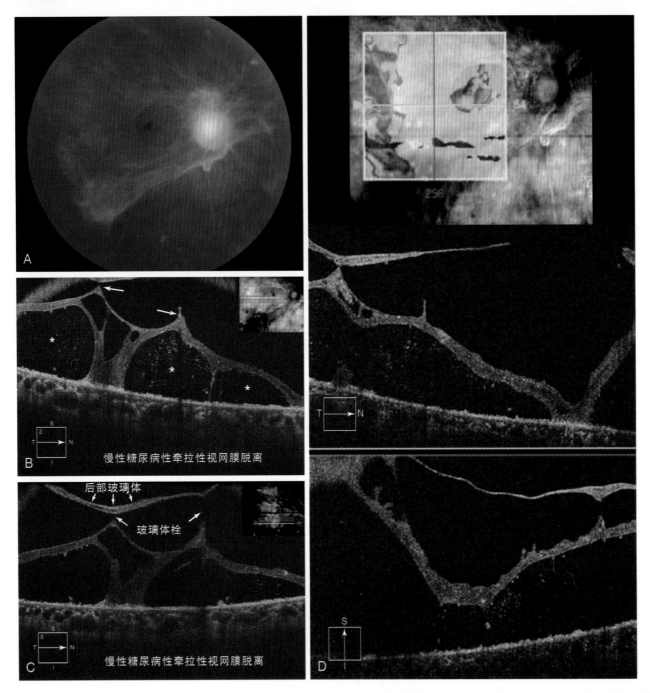

图 31.1.1 (A)晚期增殖性糖尿病性视网膜病变,伴有萎缩性部分牵拉性视网膜脱离,呈"狼爪样"结构。(B)OCT 显示多个牵拉区域(箭头)和包裹性的视网膜下积液(星号)。视网膜严重衰减和紊乱,失去了可辨别的层次结构。(C)玻璃体插入后可见透明的后玻璃体。(D)由于分割误差,OCT 厚度图有限,这种情况下常见。

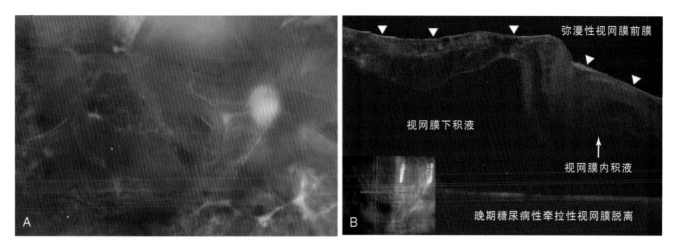

图 31.1.2　(A)累及黄斑的进展期糖尿病性牵拉性视网膜脱离。(B)OCT 显示黄斑表面上的弥漫性膜(三角箭头)、囊性视网膜内膜改变伴视网膜紊乱、蛇形视网膜排列和显著的视网膜下积液。

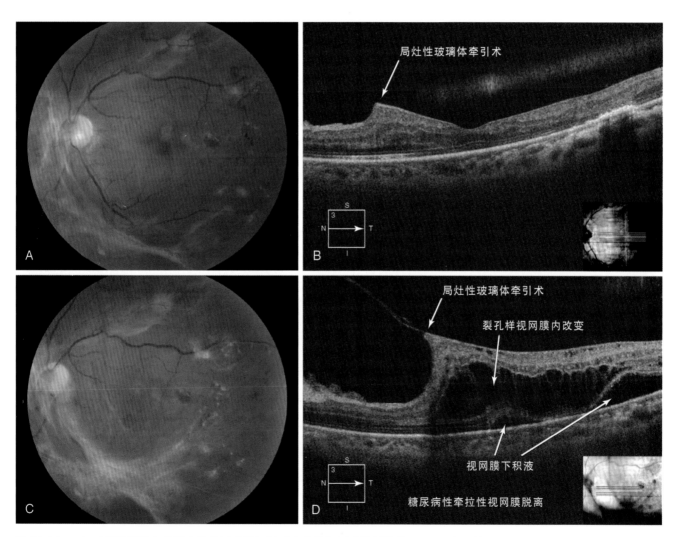

图 31.1.3　(A)无视网膜脱离的增生性糖尿病性视网膜病变伴视网膜前纤维增生。(B)由于缺乏视网膜下积液,有玻璃体牵拉的病灶区但不脱离。(C)一段时间后,视网膜前纤维血管增生进展到可引起累及周围黄斑的牵拉性视网膜脱离的程度。(D)OCT 显示视网膜层和视网膜下积液的牵拉性分离,这确定了视网膜脱离的存在。

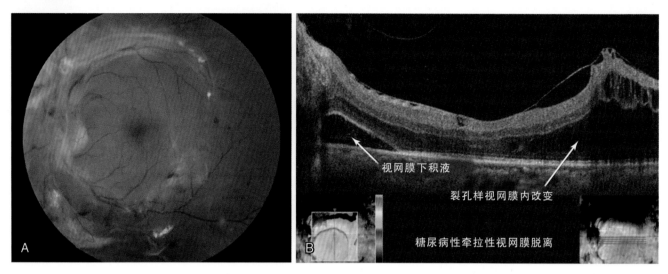

图 31.1.4　(A)糖尿病性牵拉性视网膜脱离具有早期"狼爪样"结构。(B)结构 OCT 显示在视网膜中心凹存在视网膜下积液体和牵拉性增厚,或颞部至中心凹裂隙样改变。OCT 厚度图(左下角插入图)有助于更好地说明在黄斑边缘以圆周方式施加的牵拉力的三维效应。

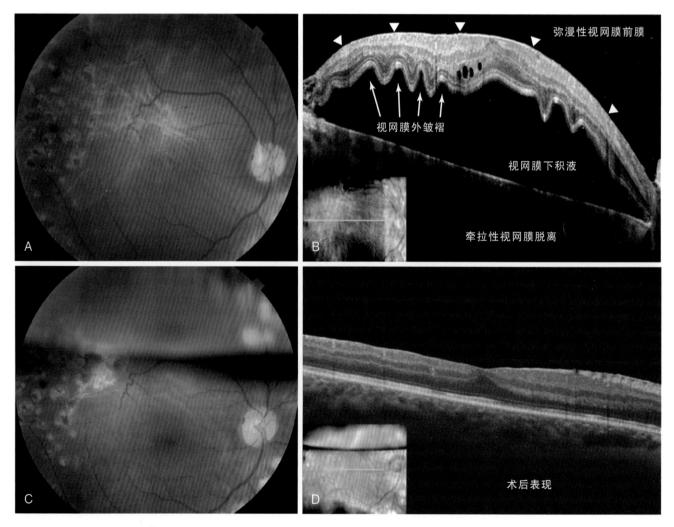

图 31.1.5　(A)增殖性玻璃体性视网膜病变后继发的牵拉性视网膜脱离,在原发性孔源性视网膜脱离修复术失败后。(B)沿黄斑表面有一层厚而弥漫的视网膜前膜(三角箭头),使黄斑表面光滑。此外,视网膜下积液明显存在,视网膜外表面呈波纹状(箭头)。(C)手术修复后,切除视网膜前膜并重新附着黄斑。剩余的玻璃体内可见气泡。(D)OCT 显示平滑的黄斑轮廓和无视网膜下积液的完整的视网膜前膜。

31.2　裂孔性视网膜脱离

摘要

裂孔性视网膜脱离(RRD)是视网膜破裂后视网膜下积液的结果。分离物使视网膜营养受损,并随着时间的推移对光感受器造成损害。如果累及中央黄斑,即使成功再附着恢复到不同程度会发生视力丧失。这种视觉恢复与呈现视力最相关,但已被证明难以预测。不过,OCT 可以提供基于可识别的解剖变化的预测和监测视觉恢复。虽然这些解剖学上的改变还不是很清楚,但是光感受器微结构内的定性和定量变化被认为是主要原因。各种研究主要使用基于 OCT 的观点试图澄清这些猜测。OCT 结果与视网膜脱离累及黄斑后的最终视力相关,包括外核层变薄和椭球面不规则(Sridhar & Flynn,2014)。此外,总的感光体厚度可能与视网膜复位后的视力恢复相关,视力恢复同时视网膜初始变薄随后转为正常(Terauchi 等,2015)。另一个潜在的有用的 OCT 参数是视网膜下积液的光密度,它随着脱离时间延长而升高,并与术后视力相关(Leshno 等,2015)。

关键的 OCT 特征

- 在神经感觉视网膜下方有一个均匀的低反射性区,表明存在视网膜下积液,神经感觉视网膜的高度从鼻部到颞部增加(图 31.2.1 至图 31.2.8)。

- 视网膜色素上皮(RPE)表面光滑,可见浅层脱离。

- 在急性视网膜脱离中,存在视网膜皱褶和囊样水肿(图 31.2.1)。

- 在慢性分离中,可见相对扁平的结构和萎缩的视网膜变化(图 31.2.6 至图 31.2.8)。

- 感光层内的微结构变化与最终视觉敏锐度相关。

- 视网膜下积液的光密度随着脱离时间的延长而升高。

- 以最有用的 OCT 输出设置厚度图和垂直定向 B-扫描来确定视网膜下积液是否累及中心凹。

参考文献

Leshno A, Barak A, Loewenstein A, et al. Optical density of subretinal fluid in retinal detachment. *Invest Ophthalmol Vis Sci.* 2015;56(9):5432–5438.
Sridhar J, Flynn HW Jr. Spectral-domain optical coherence tomography imaging of macula-off rhegmatogenous retinal detachment. *Clin Ophthalmol.* 2014;8:561–566.
Terauchi G, Shinoda K, Matsumoto CS, et al. Recovery of photoreceptor inner and outer segment layer thickness after reattachment of rhegmatogenous retinal detachment. *Br J Ophthalmol.* 2015;99(10):1323–1327.

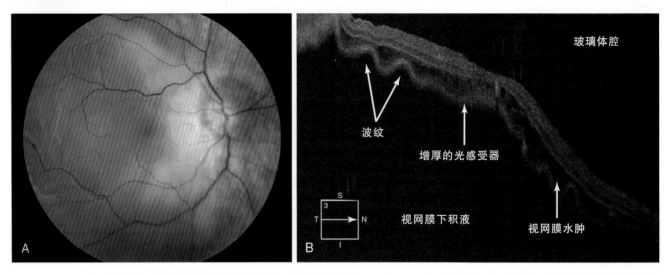

图 31.2.1   (A)在症状出现 2 周内的孔源性视网膜脱离黄斑的彩色照片。(B)OCT 显示视网膜下表面波纹、弥漫性视网膜水肿和光感受器增厚。

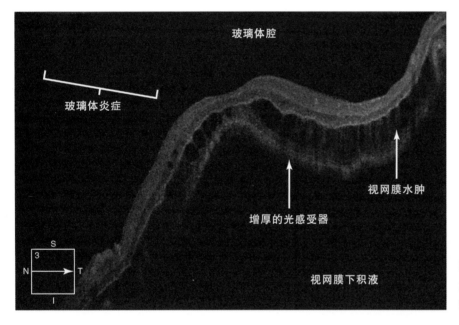

图 31.2.2   黄斑脱离型孔源性脱离表现为视网膜水肿、光感受器增厚和玻璃体炎症,提示脱离持续时间较长。

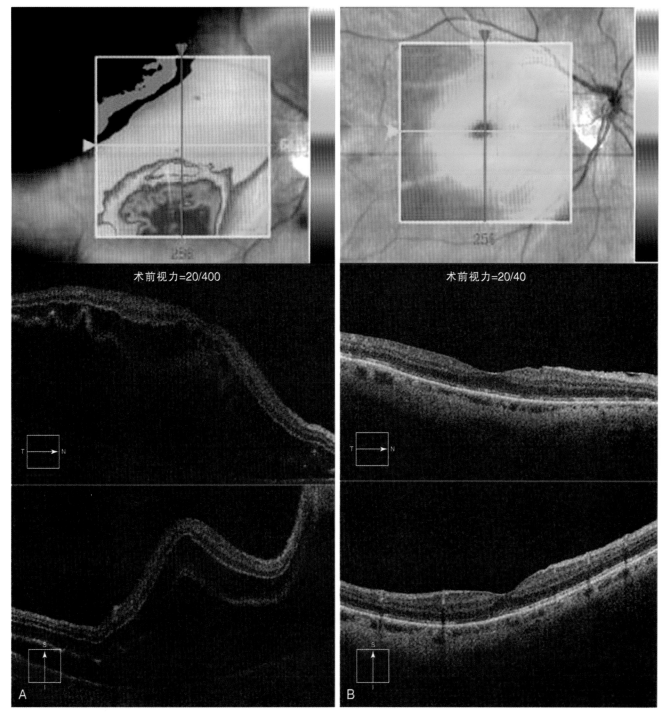

术前视力=20/400

术前视力=20/40

图 31.2.3　(A)术前黄斑裂孔性视网膜脱离 OCT,视力 20/400。(B)玻璃体切除术视网膜复位术后 1 月,视力提高到 20/40。在重新附着时,视网膜下积液体、视网膜水肿和视网膜皱褶得到解决,黄斑轮廓恢复正常。视网膜厚度通常是感光器完整性的结果,仍然正常。

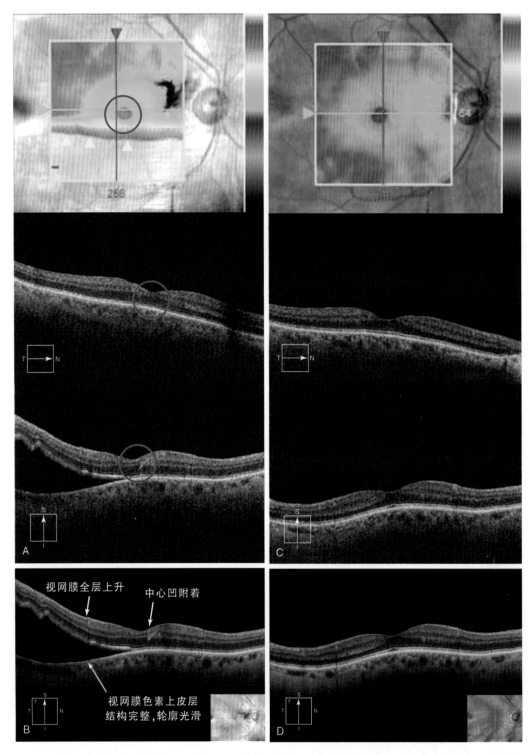

图 31.2.4   累及黄斑的孔源性视网膜脱离，中心凹附着。(A)厚度图(顶部)显示出分离的视网膜的边界(黄色三角箭头)，位于黄斑下方。中心凹仍然附着(圆圈)。(B)垂直定向的 B–扫描图像能够最好地显示视网膜下积液的范围，并且有助于评价中心凹的状况。(C 和 D)手术复位后 6 个月，黄斑恢复正常，中心凹完全粘附。

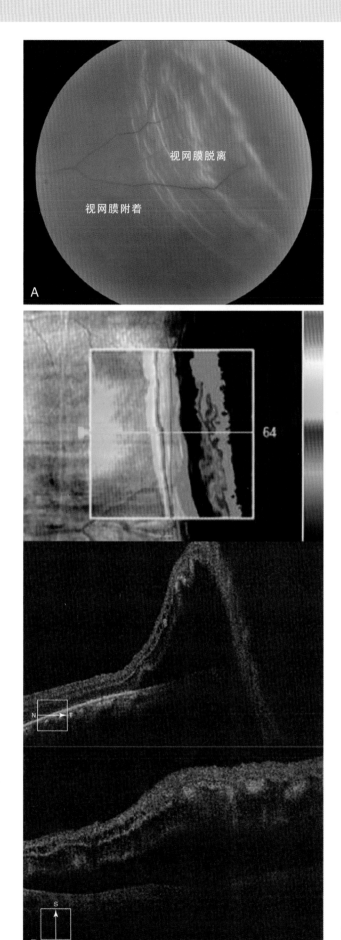

图 31.2.5　继发于巨大的视网膜撕裂的 RRD。(A)彩色照片显示附着和分离的视网膜。(B)视网膜附着和脱离交界处的相应 OCT。

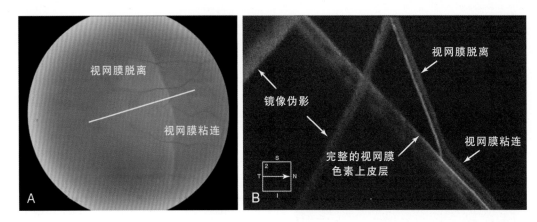

图 31.2.6   慢性 RRD。(A)彩色照片显示视网膜皱褶的缺失。(B)相应的 OCT(彩色线表示横截面)显示视网膜附着和脱离区域。分离的视网膜扁平并有轻微衰减。注意倒置图像的双镜像伪影。

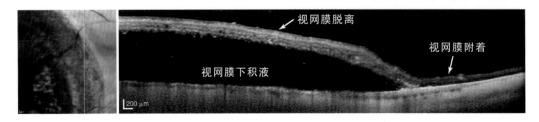

图 31.2.7   图片显示从视网膜附着到脱离的过渡区。(*Courtesy Netan Choudhry, MD.*)

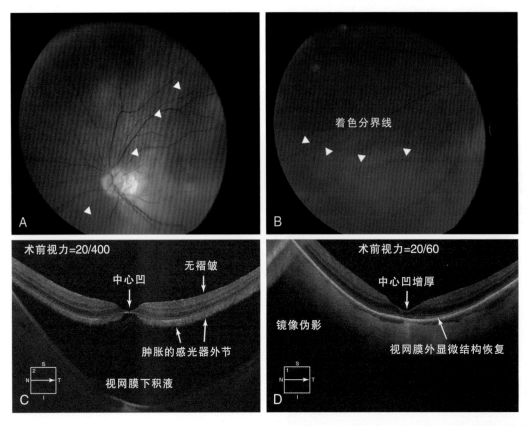

图 31.2.8   慢性 RRD,视力为 20/400。(A)以视神经为中心的彩色照片显示黄斑区(箭头内)的视网膜下积液。(B)下鼻翼周围的彩色照片显示一条色素分界线,表示慢性。(C)通过小凹的术前 OCT 显示视网膜轮廓平滑,视网膜下有明显的液体。中心凹变薄,感光器外节明显肿胀。(D)视网膜手术复位 3 个月后,小凹厚度增加到接近正常,视网膜外带恢复。视力恢复至 20/60。注意近视性葡萄球肿的存在。

31.3　大疱性视网膜劈裂

摘要

　　大疱性老年性视网膜劈裂包括视网膜在特定视网膜层的层内或层间沿平面分裂。虽然裂孔最常见位于颞上周边视网膜,但它可以发生在任何部位,通常为双侧。裂隙通常局限于周围视网膜,但可能与后部相接,并累及黄斑。所累及的视网膜出现平稳升高,这可能与孔源性视网膜脱离难以区分。这种区分对于避免在视网膜劈裂的情况下进行不必要的干预和在视网膜脱离的情况下指导适当的治疗是至关重要的。某些临床症状和诊断评价,如视野检查或激光分界可以有助于明确诊断,尽管这些方法不是确定的。OCT 为区分视网膜劈裂和视网膜脱离提供了一种明确的方法（图 31.3.1 至图 31.3.7）。视网膜的多个、单独的区域应被成像,以增加识别任何相关联的脱离的可能性,仅成像一个位置容易被忽略。由于视网膜劈裂的典型外周位置,OCT 成像可能是繁琐的,因此可能不被充分利用。OCT 成像平面垂直于隆起区域的方向,同时包括从平移到隆起的视网膜过渡是有帮助的。

关键的 OCT 特征

● OCT 提供了区分视网膜劈裂或视网膜脱离导致的视网膜隆起高度的确切方法（图 31.3.1 至图 31.3.7）。

● 裂孔是由视网膜内层与外层之间发生的分离所定义的,它总是使视网膜外层(ORL)覆盖在视网膜色素上皮之上。这与视网膜脱离形成了对比,视网膜脱离的分离平面位于视网膜色素上皮和神经感觉视网膜之间。

● 至少两个分开部分的视网膜清晰可见,中间连接着牵拉的视网膜元件,被认为是 Müller 细胞。

● 视网膜脱离从后到前逐渐扩大。

参考书目

Choudhry N, Golding J, Manry MW, et al. Ultra-widefield steering-based spectral domain optical coherence tomography imaging of the retinal periphery. *Ophthalmology*. 2016;123(6):1368–1374.

Stehouwer M, Tan SH, van Leeuwen TG, et al. Senile retinoschisis versus retinal detachment, the additional value of peripheral retinal OCT scans (SLSCAN-1, Topcon). *Acta Ophthalmol*. 2014;92(3):221–227.

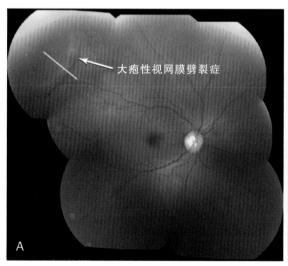 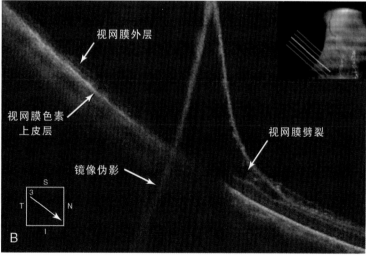

图 31.3.1　(A)位于颞上视网膜周边的大泡性视网膜劈裂的彩色照片。(B)用垂直于高位视网膜的扫描平面获得的 OCT,同时仍然包括部分扁平视网膜(见黄线,图 31.3.1A)。注意在视网膜最高的区域,ORL 可见于 RPE 之上,它定义了 OCT 上的裂隙。

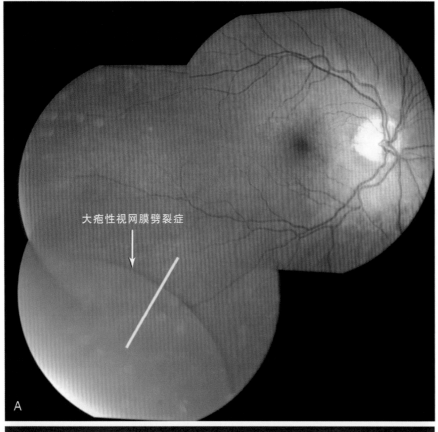

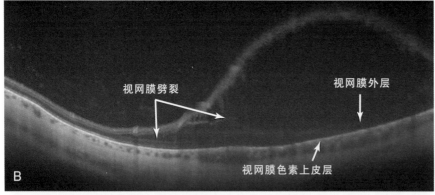

图 31.3.2　(A)位于颞下视网膜周边的大疱性视网膜劈裂彩色照片。(B)用垂直于高位视网膜的扫描平面获得的 OCT,同时包括部分扁平视网膜(见黄线,图 31.3.1A)。注意在视网膜最高的区域,ORL 可见于RPE 之上,它定义了 OCT 上的裂隙。

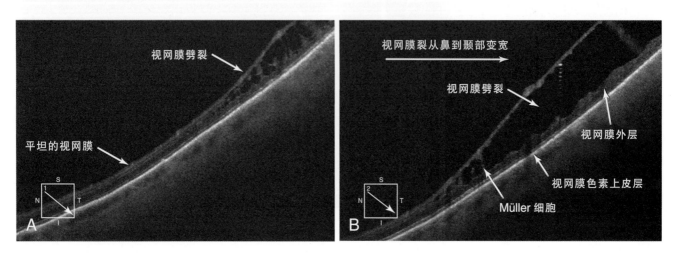

图 31.3.3　(A)图片显示扁平视网膜到浅层视网膜裂隙的过渡区。(B)显示更多的视网膜劈裂区,从左向右(鼻部到颞部)变宽。被认为是 Müller 细胞的连接元件是可见的,视网膜外层存在于视网膜色素上皮上。

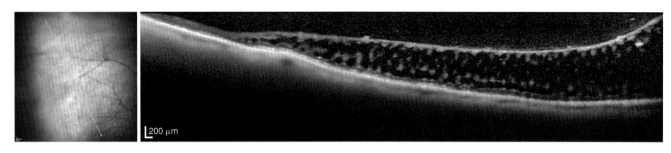

图 31.3.4　浅层视网膜劈裂伴交织的牵拉视网膜元素。(*Courtesy Netan Choudhry, MD.*)

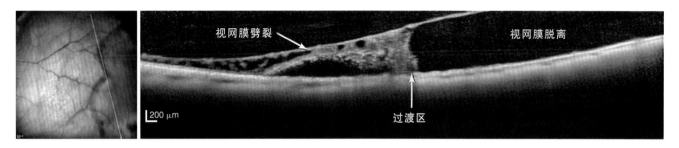

图 31.3.5　视网膜劈裂合并视网膜脱离。这两个区域在过渡区的每一侧都清晰可见(黄色箭头)。(*Courtesy Netan Choudhry, MD.*)

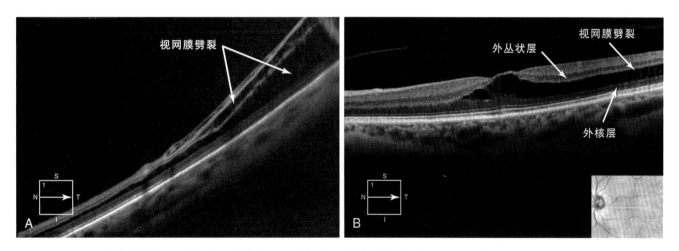

图 31.3.6　(A)包括多个分离平面周边视网膜劈裂。(B)周边视网膜劈裂向后播散累及黄斑,其中分离平面更容易在外丛状层和外核层之间确定。

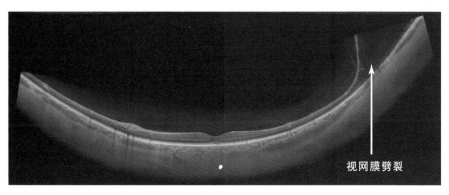

图 31.3.7　从 ORA 到 ORA 的视网膜广角 OCT 成像。大疱性视网膜劈裂在颞部可见。(*Courtesy Netan Choudhry, MD.*)

31.4　格子样变性

摘要

　　格子样变性是一种常见的视网膜疾病，影响周边视网膜，并增加了进展为视网膜撕裂或视网膜脱离的风险。5%~10%的人口在一定程度上存在格子样变性，范围不同，通常无症状。在常规检眼镜检查中，格子样变性的存在通常是偶然发现的。临床表现可以差异很大，但一般包括位于周边方向的视网膜变薄、界限清楚、色素性卵圆形斑块。在所累及的区域内，可能有硬化性血管或萎缩性孔。虽然通常暗染色，格子样变性可能出现色素减退（图31.4.1）。玻璃体上层格子样变性液化，在格子边缘有牢固的玻璃体视网膜粘连，这主要是通过组织病理学研究建立的。虽然OCT为在体内评价玻璃体视网膜界面提供了独特的机会，但OCT尚未对玻璃体视网膜界面进行深入研究。OCT成像格子样变性的困难是由于位置位于周边。一个熟练的影像医师和配合的患者是可以克服这点的。未来的OCT成像方式可能包括修饰和协助周边成像，这将对于格子样变性更加实用。

关键的 OCT 特征

- 格子样变性的特征是玻璃体视网膜粘连牢固与玻璃体覆盖病灶。
- 累及的视网膜通常变薄（图31.4.2 至图31.4.7）。
- 亚临床视网膜脱离非常常见，为OCT中常见的特征（图31.4.4 至图31.4.7）。
- U 型（横截面）上玻璃插入/牵拉是常见的（图31.4.4）。

参考书目

Manjunath V, Taha M, Fujimoto JG, et al. Posterior lattice degeneration characterized by spectral domain optical coherence tomography. *Retina*. 2011;31(3):492–496.

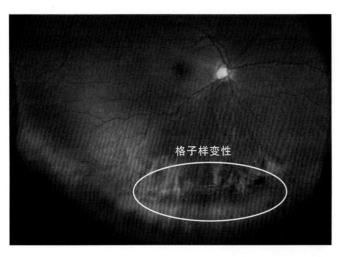

图 31.4.1　宽域图像显示格子样变性的典型外观。（*Courtesy Netan Choudhry, MD.*）

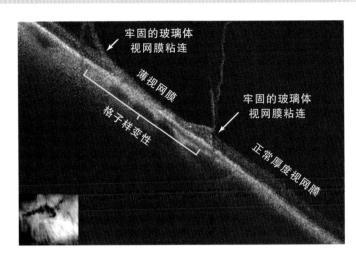

图 31.4.2　OCT 成像平面垂直于格子样退化的短轴。所累及的视网膜变薄,对玻璃体视网膜边缘的两个边缘都有牢固的玻璃体视网膜粘连。

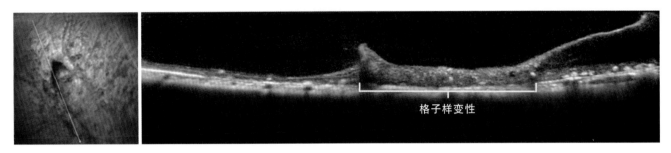

图 31.4.3　在这例格子样变性中,所累及区域有广泛的玻璃体视网膜牵拉,从而产生局部视网膜增厚的外观。(*Courtesy Netan Choudhry,MD.*)

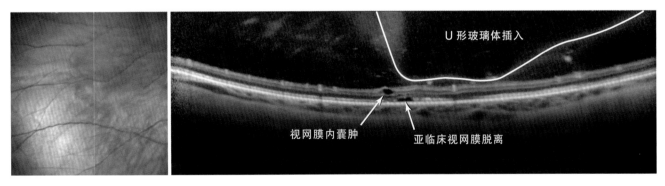

图 31.4.4　所成像的区域正好位于一小块格子样退化区域的边缘,这突出了上覆玻璃体的异常外观。玻璃体增厚,呈宽的 U 形超反射带(白线)。次要特征包括小亚临床视网膜脱离,也可见视网膜囊性改变。(*Courtesy Netan Choudhry,MD.*)

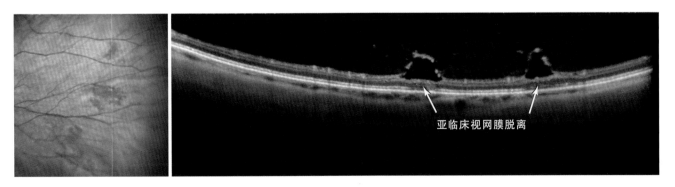

图 31.4.5　图片显示两个具有不典型的 OCT 外观小面积的格子样变性。覆盖每个区域的玻璃体视网膜牵拉产生了类似于裂隙的效果。视网膜层的分裂和抬高是朝向玻璃体腔的。(*Courtesy Netan Choudhry,MD.*)

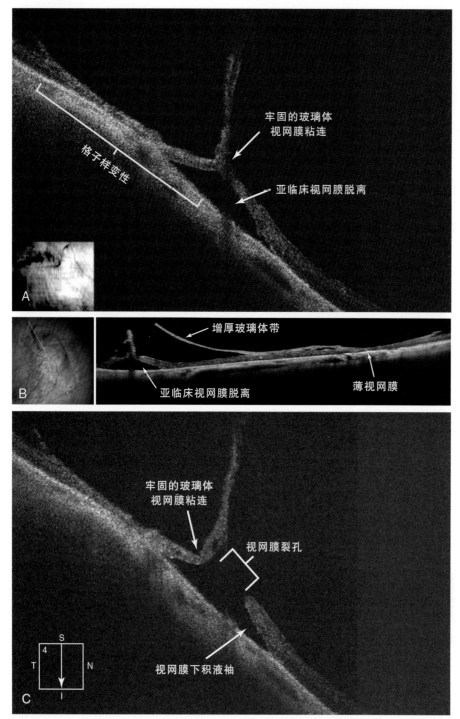

图 31.4.6　(A)在格子样变性区域的边缘,有牢固的玻璃体视网膜粘连导致亚临床视网膜脱离,临床上不可见。(B)显示在 OCT 上可见的格子样退化的许多特征。(C)在玻璃体视网膜牵拉的边缘处存在视网膜脱离,并伴有亚临床视网膜下积液的小口。(*Courtesy Netan Choudhry, MD.*)

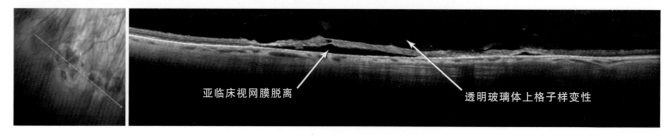

图 31.4.7　显示亚临床视网膜脱离,与典型的格子样变性。与周围玻璃体相比,直接覆盖在格子样变性之上的玻璃体在光学上是空的,并且完全不反射,这显示出某种程度的颗粒状的反射率。(*Courtesy Netan Choudhry, MD.*)

31.5　有髓化神经纤维层

摘要

有髓化神经纤维层(mNFL)是胚胎发育异常导致的良性临床实体，视网膜神经纤维层的病灶区域不能失去髓鞘。临床上，mNFL 表现为在视网膜内表面存在不同的白色斑块。这种表现可以模拟急性病理性视网膜病变，如视网膜分支动脉阻塞引起的视网膜水肿、急性视网膜坏死或视网膜血管炎。鉴于 mNFL 的良性本质，区分是至关重要的。OCT 显示的特征有助于确定 mNFL 的诊断(图 31.5.1 至图 31.5.3)。这些特征包括视网膜受影响区域内均匀的高反射带，该带与最浅的视网膜层隔离。mNFL 的区域厚度不同，但其中心最厚。相关的强烈高反射性导致潜在的阴影。这种阴影使之与视网膜外层的区别消失，其程度与 mNFL 的厚度相关。mNFL 内的血管因其与相邻 mNFL 和相对低反射血管腔之间的反射率的对比而突出。与其他外观相似的病理实体不同，mNFL 没有相关的囊样黄斑水肿、视网膜萎缩、过度玻璃体炎症或随时间的动态变化。

关键的 OCT 特征

- mNFL 显示特征性的 OCT 特征，包括受累的浅层视网膜的极度高反射，其底部阴影与 mNFL 的厚度相关。

- 不存在任何相关的视网膜变薄或覆盖玻璃体炎症。

- OCT 外观随时间保持稳定。

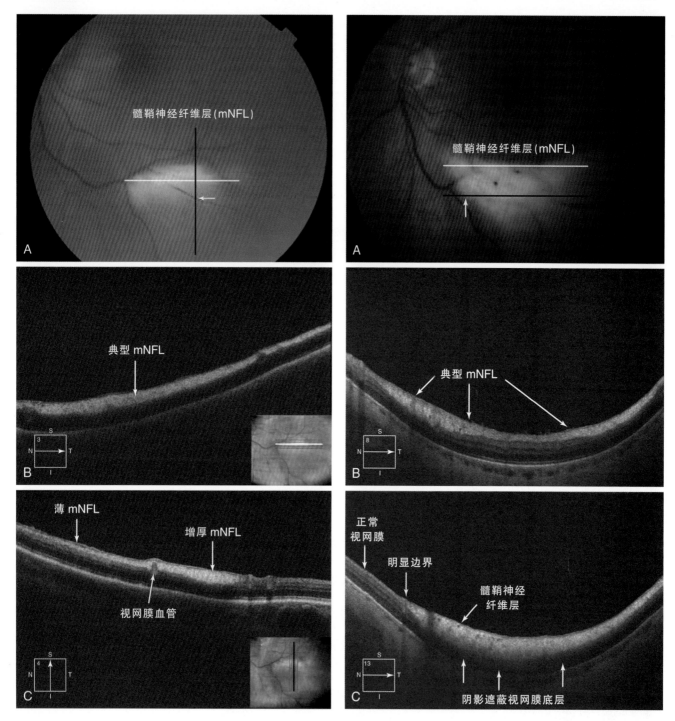

图 31.5.1　(A)典型的 mNFL 彩色照片。视网膜内部有视网膜血管的某些遮蔽。(B)水平 OCT 成像平面显示了视网膜内表面受累区域的特征性强、弥漫性超反射。底层视网膜层由于遮蔽而无法辨别。(C)垂直 OCT 成像平面横跨 mNFL 较薄和较厚的区域。在薄区域，视网膜下层是可辨认的，而在较厚区域，视网膜下层被阴影遮挡。注意，由于 mNFL 和血管腔(A 和 C 中的黄色箭头)的反射率不同，mNFL 内的血管高度可见。

图 31.5.2　(A)位于黄斑下缘的 mNFL 彩色照片。(B)朝向 mNFL 的上边缘(平面对应于 A 中的白线)的水平定向 OCT 图像，该图像捕获 mNFL 的薄区域和厚区域，具有不同程度的底部阴影，与 mNFL 的厚度相关。存在 mNFL 特征的强、弥漫性超反射。(C)在 mNFL 的中段(平面对应于 A 中的黑线)水平取向的 OCT 图像。由于该区域 mNFL 的厚度，下面的视网膜被显著的阴影遮蔽。注意正常视网膜和 mNFL 之间的边界是明显的(A 和 C 中的黄色箭头)。

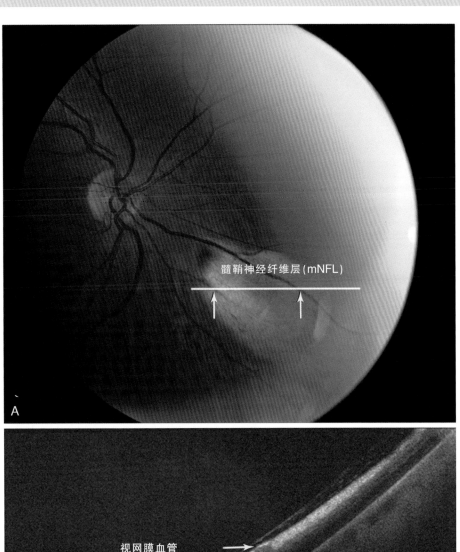

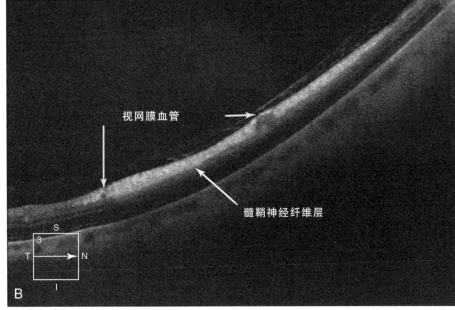

图 31.5.3　(A)位于下鼻部的 mNFL 彩色照片。(B)通过 mNFL 和两个散布的视网膜血管的 OCT 图像。

(刘文凤　徐云芳　译　谭钢　校)

索 引

共同探讨OCT原理及应用
分享阅读心得，提升专业水平

我们为正在阅读本书的你，提供了以下专属服务

―――――――― 专业进修必备 ――――――――

【医学技能提升群】

☑ 行业前沿技术资讯　　☑ 免费指南资料共享

☑ 海量课程学习提升　　☑ 名师大咖专业交流

☑ 尊享福利等你领取

【书单推荐】

医学专业必备书目，拓展专业领域知识。

▶▶▶　　　　◀◀◀

 微信扫码

添加智能阅读向导
助你提高专业核心竞争力

索 引

共同探讨OCT原理及应用
分享阅读心得，提升专业水平

我们为正在阅读本书的你，提供了以下专属服务

—————— 专业进修必备 ——————